AF590018

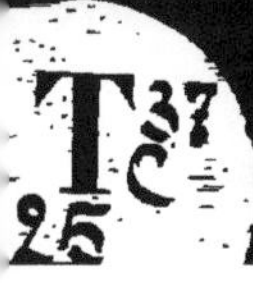
T
37
C
25

MÉMOIRE

SUR LES ACCIDENTS QUE DÉVELOPPE

CHEZ LES OUVRIERS EN CAOUTCHOUC

L'INHALATION DU SULFURE DE CARBONE

EN VAPEUR

TYPOGRAPHIE HENNUYER, RUE DU BOULEVARD, 7. BATIGNOLLES.
Boulevard extérieur de Paris.

MÉMOIRE

SUR LES ACCIDENTS QUE DÉVELOPPE

CHEZ LES OUVRIERS EN CAOUTCHOUC

L'INHALATION DU SULFURE DE CARBONE

EN VAPEUR

Lu à l'Académie de Médecine dans la séance du 15 janvier 1856

PAR M. A. DELPECH,

Professeur agrégé à la Faculté de Médecine de Paris,
Médecin des hôpitaux.

PARIS

LABÉ, LIBRAIRE DE LA FACULTÉ DE MÉDECINE.

PLACE DE L'ÉCOLE DE MÉDECINE.

1856

MÉMOIRE

SUR LES ACCIDENTS QUE DÉVELOPPE

CHEZ LES OUVRIERS EN CAOUTCHOUC

L'INHALATION DU SULFURE DE CARBONE

EN VAPEUR

MESSIEURS,

Les industries qui sont appelées à prendre le développement le plus considérable sont aussi celles qui attirent le plus puissamment l'attention de l'hygiéniste ; occupant un grand nombre d'ouvriers, elles peuvent exercer sur la santé, sur le bien-être des classes laborieuses une influence dont les résultats doivent être examinés avec le soin le plus scrupuleux.

A ce titre, la préparation du caoutchouc, dont les usages deviennent chaque jour plus divers et plus importants, se présentait comme un objet de sérieuses recherches. Industrie toute nouvelle encore, employant des procédés récemment inventés, mettant en usage des corps jusqu'alors inusités, et dont elle a développé la production en grandes masses pour suffire aux besoins qu'elle crée et qu'elle étend chaque jour, elle se présente à l'étude sous un point de vue tout nouveau et inexploré jusqu'à présent.

Parmi les composés chimiques nombreux qu'elle met en œuvre, il en est que leurs propriétés physiques et organoleptiques signalent dès l'abord à l'attention du médecin.

Pour être employé dans l'industrie, le caoutchouc subit des préparations diverses, dont les unes sont tombées dans le domaine public, dont les autres constituent des procédés particuliers, plus ou moins complétement connus. Parmi ces préparations, une des plus importantes consiste dans la dissolution de la matière brute. Un certain nombre de corps, et en première ligne le sulfure de carbone, qui nous occupera seul ici, sont employés pour l'obtenir.

Jouissant d'une propriété dissolvante très-puissante, livré à l'industrie à des prix minimes, ce corps est employé de préférence à tous les autres; aussi des quantités énormes en sont-elles produites et dépensées dans les ateliers. Mais ce n'est pas sans de sérieux inconvénients pour la santé des ouvriers qu'ils sont habituellement soumis à l'action des vapeurs qu'il dégage. Des accidents graves et d'un grand intérêt se développent sous leur influence. Ce sont ces accidents, qu'un certain nombre de faits m'ont permis d'étudier, qui feront l'objet de ce mémoire.

Malgré l'importance que présentent ces accidents, ils sont encore à peu près inconnus. Un passage d'un mémoire publié sur la paralysie générale par M. Duchenne, de Boulogne, dans lequel il signale la paralysie due à la vulcanisation du caoutchouc, est la seule trace que j'aie trouvée d'observations déjà faites.

M. le professeur Bouchardat, qui me l'a récemment indiqué, m'a appris que dans ses leçons d'hygiène à la Faculté, il avait signalé la maladie des ouvriers en caoutchouc. Il a bien voulu comparer les résultats de ses recherches à ceux que j'avais obtenus. J'indiquerai avec soin les points sur lesquels il insiste plus spécialement.

Le sulfure de carbone est un liquide incolore, d'une densité de 1,263; sa fluidité est comparable à celle de l'éther; on l'a nommé longtemps alcool de soufre.

Son odeur est tout à fait spéciale : nauséabonde, insupportable au bout d'un certain temps.

Il bout à 45°; la densité de sa vapeur est de 2,67.

Il dissout, ai-je dit, le caoutchouc avec une grande puissance et en toutes proportions; la dissolution peut prendre, en raison de la quantité de matière solide qu'elle contient, les densités les plus variables, depuis l'état le plus liquide jusqu'à celui de pâte épaisse.

En raison de ses remarquables propriétés, le sulfure de carbone a remplacé assez généralement tous les corps qui, dans l'origine, avaient été usités pour obtenir des dissolutions de gomme élastique. Souvent employé pur, il est fréquemment aussi mêlé à d'autres corps; mais comme son action sur l'organisme est toujours identique, et que les seules variations consistent dans la rapidité plus ou moins grande de l'invasion des accidents ou dans l'addition de symptômes qu'il est facile d'éliminer, ces mélanges ne nous occuperont pas ici.

Ainsi, simplement dissous ou coloré par des substances variées, le caoutchouc est employé à divers usages : amené à l'état de pâte molle, il est foulé par la presse dans des filières et étiré en fils; plus liquide, il couvre d'enduits imperméables des étoffes dont il est superflu d'indiquer les nombreux emplois. Il sert encore à souder ensemble, pour leur donner des utilités variées, les plaques de caoutchouc. Deux surfaces humectées de sulfure de carbone, puis enduites de la solution, adhèrent bientôt avec force lorsqu'on les applique l'une sur l'autre; c'est ainsi que les semelles sont collées aux chaussures imperméables, et que, par l'addition d'une plaque peu épaisse de gomme élastique, les déchirures en sont facilement réparées.

Les ouvriers attachés à ce dernier genre de travail, qui ne demande qu'un outillage très-restreint, travaillent presque tous en chambre, isolément ou réunis par petits groupes. Souvent ils vivent et couchent dans le logement même où ils ont passé tout le jour, et ils subissent, même pendant leur sommeil, l'action toxique du sulfure. Aussi chez eux les accidents se manifestent-ils avec une intensité plus grande que chez les ouvriers des fabriques, exposés moins longtemps à l'influence délétère. C'est chez les premiers que j'ai observé les symptômes les plus graves et les plus divers. Vivant dans des conditions semblables, les personnes qui les entourent deviennent malades comme eux, et chez les animaux domestiques eux-mêmes on voit se développer des phénomènes analogues.

I

DESCRIPTION GÉNÉRALE.

Pour bien faire comprendre la série des accidents qui se développent sous l'influence des vapeurs de sulfure de carbone, je prendrai pour type l'observation la plus complète que j'aie recueillie; elle me servira de base pour étudier ensuite dans leur essence ces singuliers phénomènes. Elle en donnera une idée d'autant meilleure que les effets principaux de l'inhalation de ces vapeurs ont été constants, et que les différences observées portent seulement sur des détails dont la plupart n'ont qu'une importance secondaire.

Observation I.

Victor Delacroix, âgé maintenant de vingt-sept ans, n'a jamais eu de maladie grave. Il était d'une constitution moyenne, assez vigoureux, et d'une santé parfaite, lorsque, dans l'année 1853, il abandonna sa profession de cordonnier pour travailler le caoutchouc. Ce travail consiste à dissoudre la gomme élastique dans du sulfure de carbone, pour souder des plaques ou réparer des objets altérés, et surtout des chaussures déchirées. Dans la chambre où il passe sa journée, une grande quantité de sulfure de carbone existe constamment en vapeur.

Pendant trois mois, il ne ressentit que de violents maux de tête; mais, à cette époque, il fut pris de courbature générale, de vertiges intenses, et sa vue s'affaiblit à ce point, qu'au bout de quelques heures de travail il était obligé de cesser. L'ouïe fut prise à son tour, et la surdité devint telle en moins de huit jours qu'il fallait crier à ses oreilles pour se faire entendre. Elle se dissipa d'ailleurs et disparut spontanément au bout d'un certain temps. Sa mémoire subit un affaiblissement assez considérable pour qu'il oubliât à chaque instant où il avait placé les outils dont il venait de se servir. Son caractère était devenu très-mobile : tantôt il avait des accès de gaieté exagérée, tantôt il s'emportait à l'occasion des causes les plus futiles, et, dans des accès de rage inexpliquée, il brisait ce qui se trouvait auprès de lui.

Il était tourmenté par des insomnies fréquentes, il s'endormait difficilement, et se réveillait tout à coup sous l'influence de rêves pénibles ou de soubresauts nerveux. Des frissons, suivis de chaleur et de sueurs profuses, se mêlaient à ces agitations. Même pendant la journée, un froid glacial s'emparait de Delacroix pendant des heures entières, et le laissait dans un état de courbature aussi grand, dit-il, que s'il eût été frappé ou qu'il eût fait une marche forcée.

Les digestions s'étaient altérées dès le principe; Delacroix éprouvait des coliques vives, des indigestions fréquentes, des nausées et des vomissements verdâtres répétés plusieurs fois chaque jour. Une diarrhée passagère avec selles fétides alternait avec de la constipation. L'inappétence était constante, la bouche pâteuse, mauvaise, l'expuition fréquente. Ses forces déclinèrent rapidement, il pouvait à peine marcher et ne travaillait plus qu'assis. Il ne marchait qu'en se soutenant sur une canne, et pour monter un escalier il était obligé de s'arrêter à chaque étage. Cet affaiblissement portait sur les membres supérieurs comme sur les membres inférieurs. Il s'y joignit dans l'origine des espèces de crampes ou de contractures passagères siégeant dans les muscles extenseurs des mains, et qui empêchaient complétement, pour un temps toujours assez court d'ailleurs, les mouvements de flexion des doigts.

Les désirs vénériens et les érections étaient abolis. Cette impuissance était assez absolue pour que sa femme, déjà malade d'ailleurs, mît en avant ce motif pour le quitter.

Cette femme, quand elle avait séjourné quelque temps dans la chambre où se faisait le travail, était prise comme Delacroix de céphalalgie et de faiblesse musculaire. Elle arriva même à un état général analogue à celui de son mari, mais beaucoup moins grave, du moins au dire de celui-ci.

Disons en passant que le jeune enfant de Delacroix, amené de la campagne, fut, après trois jours passés dans l'atelier, pris d'un espèce de délire furieux. Il se jeta sur son père pour le mordre. Rien chez cet enfant ne put expliquer ce fait, si ce n'est l'action du milieu dans lequel il était plongé.

C'est au mois de mars 1854 que Delacroix, à bout de forces, se décida à abandonner son travail, et qu'il entra à Bicêtre dans le service temporaire dont j'étais chargé.

Les accidents signalés plus haut persistaient; le malade était considérablement amaigri, très-pâle, son haleine exhalait l'odeur du sulfure de carbone. Il ne marchait qu'appuyé sur un bâton; ses membres étaient le siége de douleurs vives, ils étaient fort diminués de volume. L'amoindrissement portait surtout sur les masses musculaires. Delacroix se présentait comme les individus atteints de paralysie saturnine, les mains en pronation et pendantes, en raison d'une faiblesse plus marquée des extenseurs. Les fléchisseurs cependant étaient eux-mêmes affaiblis. La contraction musculaire était inefficace, tremblotante, la main ne pouvait serrer avec quelque énergie ; lorsque le bras était étendu pendant quelques secondes, les muscles étaient pris d'un tremblement fibrillaire très-marqué.

La sensibilité était conservée aussi bien d'ailleurs que la contractilité électrique des masses musculaires. On n'a pas constaté, pendant le court séjour de Delacroix à l'hôpital, que son intelligence fût altérée. Elle était seulement un peu vague.

L'examen des vaisseaux du cou faisait constater l'existence d'un bruit de souffle très-prononcé, intermittent, ce que laissaient prévoir la faiblesse et la décoloration générales.

Les autres organes ont paru sans altération, et bien que Delacroix eût fréquemment de légères secousses de toux, l'examen du thorax ne donna aucun résultat.

L'électricité, les bains sulfureux, le fer, la noix vomique, furent les moyens employés pendant les quelques jours que le malade passa à Bicêtre; mais il demanda bientôt à sortir, et bien qu'il fût déjà notablement mieux et que la faiblesse musculaire eût diminué, on ne put tirer aucune conséquence formelle de l'efficacité du traitement. L'état cachectique ne s'était pas encore amélioré sensiblement.

Delacroix alla passer quelque temps à la campagne ; il cessa donc de travailler au caoutchouc, et se soumit à un régime tonique. Il remarquait que la chaleur et la lumière solaires dissipaient les douleurs qu'il éprouvait dans les membres. Placé dans des conditions meilleures, il arriva à un état très-favorable, et qui se maintint pendant l'automne et le commencement de l'hiver. Je le revis au mois de janvier, et je fus frappé, bien qu'il recommençât à éprouver des accidents nouveaux après avoir repris incomplétement son travail, de l'amélioration de sa santé.

La paralysie musculaire avait disparu à peu près complétement, l'impuissance avait persisté au contraire d'une manière presque absolue, et la maigreur, l'anémie, étaient encore bien prononcées. Déjà, d'ailleurs, des douleurs de tête reparaissaient, et souvent Delacroix, pris de vertige, était obligé de quitter brusquement l'atelier et de marcher au hasard presque sans avoir conscience de ce qu'il faisait. Cependant, en travaillant peu, il put rester assez longtemps dans un état stationnaire; mais enfin l'exagération de ces accidents le força à abandonner encore une profession à laquelle il revient toujours, parce qu'elle demande peu de fatigue et qu'elle lui procure un large salaire.

Il est à remarquer que, bien que ses facultés intellectuelles ne présentent en ce moment aucun dérangement grave, il était pris pendant l'hiver dernier, au dire de ceux qui l'entourent, de terreurs qu'aucun motif ne venait justifier.

II

ÉTUDE DES SYMPTOMES.

L'observation qui précède donne d'une manière assez générale le tableau des résultats de l'action sur l'organisme du sulfure de carbone en vapeur, mais des différences se sont manifestées dans les cas divers que j'ai recueillis ; il faut donc étudier séparément chacun des symptômes, pour en faire une histoire aussi complète que possible.

Je ferai cette étude par série d'appareils anatomo-physiologiques, sans tenir compte de l'ordre d'apparition des phénomènes ; j'examinerai successivement les troubles de l'intelligence, de la sensibilité générale et spéciale, de la génération, de la motilité, de la digestion, de la circulation, des organes respiratoires et sécréteurs.

1° *Troubles intellectuels.* — L'intelligence a été

plus ou moins sérieusement modifiée chez tous les malades; une altération profonde de la mémoire en a été le trouble le plus constant et le plus prononcé. Les ouvriers oubliaient ce qu'ils avaient à faire et commettaient, au grand détriment de la fabrication, d'importantes erreurs dans les détails dont ils étaient chargés. A chaque instant, ils cherchaient les outils qu'ils venaient de placer près d'eux, ils éprouvaient dans les idées un grand vague et ne pouvaient fixer avec suite leur attention sur un point. Deux d'entre eux, conservant la netteté habituelle de leurs idées, ne pouvaient trouver les mots pour les exprimer. « Les mots ne sortent pas, » disait le malade de l'observation VII.

Quelques-uns étaient devenus violents, d'une extrême irritabilité. Ils entraient en colère au moindre sujet, ils frappaient ceux qui les entouraient et brisaient les objets placés dans leur voisinage. « J'étais devenu très-méchant, » me disait Potier, observation V, en me racontant les détails de sa maladie. La femme B..., observation VIII, s'irritait sans raison contre ses enfants.

Cette influence fut surtout manifeste chez Delacroix aîné et chez son fils.

L'insomnie, une agitation plus ou moins vive, quelquefois extrême, des rêves fatigants, des réveils en sursaut, furent notés chez presque tous les malades.

Pendant le jour, au contraire, ils étaient abattus, sans énergie, et, soit par suite de la fatigue due à l'insomnie, soit plutôt sous l'influence des vapeurs de sulfure, ils éprouvaient une propension marquée au sommeil.

2° *La sensibilité générale* n'a pas subi de troubles très-graves; cependant c'est à peu près constamment par de la lourdeur de tête, par une céphalalgie plus ou moins vive, quelquefois très-intense et compressive, par une sensation de vertige portée au degré le plus prononcé, que la maladie a débuté. M. Bouchardat a fait cette remarque, que la céphalalgie, occupant en général le sommet de la tête, se présentait sous deux formes : tantôt passagère et durant deux ou trois heures seulement, tantôt persistant avec ténacité.

Des douleurs occupant les membres et assez analogues à celles du rhumatisme chronique, un sentiment de fourmillement, de picotement général, ont été signalés dans plusieurs observations.

Je n'ai jamais pu constater d'anesthésie bien formelle. M. Bouchardat a noté, au contraire, une légère diminution dans la sensibilité des bras et des mains. L'analgésie était évidente chez Potier, observation V, qui affirme n'avoir jamais perdu le toucher ni la parfaite sensation de résistance du sol. On pouvait cependant pincer les bras et les jambes et y enfoncer des épingles sans déterminer de douleur. Chez Chevin, au contraire, il y eut un degré marqué d'hyperesthésie : le moindre choc déterminait de vives souffrances.

3° *Les organes des sens spéciaux* furent chez plusieurs ouvriers profondément influencés. La vue s'affaiblit à un haut degré, sans que rien dans les milieux de l'œil expliquât cette altération. La pupille conserva de la mobilité, bien qu'elle fût généralement dilatée. Un brouillard épais semblait aux malades s'interposer entre l'œil et les objets qu'ils n'apercevaient plus que d'une manière confuse. L'affaiblissement de la vue fut tel chez les Delacroix, qu'ils ne reconnaissaient plus une personne ni les meubles mêmes d'un bout de la chambre à l'autre, et que Delacroix jeune, il y a quelques jours encore, ne pouvait écrire une lettre et qu'il était obligé de la dicter. Delacroix aîné, à Bicêtre, ne lisait que les plus gros caractères du cahier de visite, base habituelle de ces expériences comparatives.

L'ouïe fut passagèrement atteinte chez plusieurs ouvriers ; chez Delacroix aîné, la surdité fut absolue, mais elle ne persista chez aucun à un degré considérable.

J'ai constaté, du côté de l'odorat et du goût, ce seul fait, que l'odeur du sulfure de carbone poursuivait les malades à ce point que leurs aliments, que le tabac qu'ils fumaient et tous les objets odorants leur en paraissaient imprégnés.

4° *Les fonctions génératrices* ont toujours été influencées de la manière la plus fâcheuse; à l'exception d'un seul, qui prétendit que ses facultés génitales étaient surexcitées (obs. V, Potier), tous les malades reconnurent qu'elles avaient subi chez eux un remarquable amoindrissement. Les désirs vénériens avaient complétement disparu, les érections spontanées étaient nulles, elles ne pouvaient être réveillées que par les excitations les plus directes et les plus vives. Le coït était à peu près impossible.

Or, il faut remarquer qu'il s'agit ici d'hommes jeunes, vigoureusement constitués, ce qui rend ce fait plus remarquable encore. C'est là peut-être un des caractères les plus nets et les plus tranchés de l'intoxication par les vapeurs du sulfure de carbone, et la seule exception à cette règle que j'aie rencontrée ne me laisse pas sans quelques doutes. En l'admettant même comme réelle, peut-être si les accidents avaient persisté plus longtemps, cette excitation aurait-elle fait place à l'impuissance, de même que chez Delacroix aîné, une contracture légère avait précédé la paralysie.

Ces singulières modifications de la sensibilité génitale ont été observées chez la femme comme chez l'homme. Dans l'observation VIII, on voit, chez une ouvrière soumise à d'abondantes vapeurs de sulfure de carbone, les désirs vénériens s'éteindre et le coït ne plus déterminer que des sensations très-amoindries et presque nulles.

Deux questions se présentent, que l'avenir permettra peut-être d'élucider : le sperme offre-t-il ses caractères normaux et des spermatozoïdes mobiles chez les hommes ? la fécondation s'opère-t-elle chez les femmes dans un état prononcé d'intoxication ? Les expériences sur les animaux mettront probablement sur la voie de la solution de ces questions.

5° *Les altérations de la motilité* n'ont pas présenté un moindre intérêt. L'excitation a été observée trois fois, et toujours dans le principe des accidents. Elle s'est manifestée chez un des malades par des crampes fréquentes et douloureuses des membres, chez le second, par des contractions involontaires, un véritable tic de la paupière supérieure, chez le troisième, par une sorte de contracture passagère des extenseurs des doigts, qui permettait difficilement leur flexion.

J'ai observé, mais moins généralement que M. Bouchardat ne paraît l'avoir fait, une roideur marquée des doigts et du membre thoracique en général. L'observation VII en est un exemple, mais le malade était placé dans des conditions spéciales, et dans un autre travail j'aurai à rechercher si ce phénomène, que M. Bouchardat est disposé à attribuer à l'action directe du sulfure de carbone liquide, ne doit pas être rapporté à une cause différente. Chez tous les malades, d'ailleurs, la faiblesse musculaire s'est rapidement prononcée.

C'est aux membres inférieurs que les ouvriers se sont dès l'abord aperçus de son existence. L'un d'eux, lorsqu'il avait été quelque temps assis pour travailler, ne pouvait plus se lever de sa chaise. Tous fléchissaient sur leurs jambes, et cette faiblesse, jointe aux étourdissements, à l'obscurcissement de la vue, leur donnait une marche chancelante, comme celle de l'ivresse. Delacroix jeune tombait même dans la rue et ne pouvait se relever. Tous montaient et descendaient difficilement les escaliers.

Les membres supérieurs participaient à cet affaiblissement. Les malades ne pouvaient serrer avec énergie la main qu'on leur présentait. Ils laissaient rapidement échapper un corps d'un poids peu considérable, un livre, par exemple, qu'on leur disait de tenir quelques instants, le bras étendu; la contraction musculaire était tremblotante, et l'on constatait dans les muscles des palpitations fibrillaires. Lorsque je vis pour la première fois Delacroix aîné, il présentait une paralysie des extenseurs des doigts et des supinateurs tellement prédominante, que je recherchai avec le plus grand soin si l'intoxication saturnine ne jouait pas un rôle dans tous ces accidents. C'est le seul, du reste, qui ait offert ce caractère de localisation plus spéciale à un degré aussi marqué. On en trouve cependant quelques traces dans l'observation VII.

Le tremblement général observé chez Delacroix jeune n'est pas aussi constant à beaucoup près dans l'intoxication par le sulfure de carbone que dans certaines séries analogues de phénomènes dus à d'autres causes; cependant il y a chez tous les malades une certaine hésitation dans les mouvements qui s'en rapproche; elle m'a paru plutôt due à la faiblesse qu'à un état convulsif de forme chronique, comme on l'observe dans d'autres intoxications.

La paralysie musculaire a été portée à son plus haut degré dans l'observation V. Les jambes ployaient tout à coup sous le poids du corps, le malade s'affaissait et ne pouvait se relever; on le portait aux bains, où il était incapable de se rendre lui-même. Les mains, quoique très-affaiblies, étaient cependant moins profondément paralysées.

Un degré prononcé d'atrophie musculaire se joignait à cette extrême faiblesse. Les bras et les avant-bras surtout étaient, chez Delacroix aîné, réduits à un très-petit volume; à l'avant-bras, l'espace interosseux s'était creusé, laissant prédominer les saillies osseuses, surtout vers l'extension. L'atrophie des muscles de l'éminence thénar avait considérablement réduit l'épaisseur des masses charnues du premier espace interosseux, et donné à la main cette forme particulière que l'on observe dans l'atrophie musculaire progressive.

La contractilité électrique était conservée chez ceux des malades que j'ai examinés à ce point de vue.

6° *Troubles digestifs.* — C'est, en général, par de légers dérangements des organes de la digestion que les accidents ont débuté. L'anorexie a été constante et portée jusqu'au dégoût le plus grand des aliments, qui semblaient imprégnés de la saveur du sulfure. L'appétit reparaissait chez quelques-uns des ouvriers, lorsqu'ils avaient passé plusieurs heures à l'air libre. Les nausées, non moins constantes, n'ont pas été portées chez tous les malades jusqu'au vomissement. La plupart cependant en ont été atteints. Ces vomissements revenaient à des époques variées; chez quelques-uns, c'était pendant le travail et hors du temps des repas. Ils étaient alors verdâtres et bilieux, non alimentaires; chez d'autres (obs. I et VI), ils se montraient après le déjeuner du matin et revenaient rarement dans la journée. Ils étaient constitués par les aliments que le malade venait de prendre.

Les vomissements s'accompagnaient, en général, d'un malaise extrême, de sueurs froides, et laissaient les malades dans l'accablement le plus profond.

Il n'y a eu de salivation proprement dite chez aucun d'eux; quelques-uns cependant avaient fréquemment, et peut-être sous l'influence du dégoût, la bouche pleine de salive, qu'ils crachaient continuellement.

Des coliques, quelquefois très-vives, se sont habituellement montrées chez les ouvriers; elles ne s'accompagnaient d'une manière constante, ni de constipation, ni de diarrhée. Ainsi, Delacroix aîné était pris constamment de tous les signes d'une indigestion complète, avec vomissements et diarrhée, tandis que Sterling était habituellement constipé et ne rendait que des excréments durs, secs et noirâtres. Potier affirme n'avoir éprouvé ni coliques, ni diarrhée, ni constipation. A l'exception de l'anorexie, des nausées et des vomissements, il n'y a donc rien d'absolument constant dans l'expression des troubles digestifs, qui cependant existent toujours.

M. Bouchardat insiste sur l'existence constante des coliques; ce symptôme l'a surtout intéressé, préoccupé qu'il était de savoir si une cause saturnine ne présidait pas à leur développement. Les autres accidents observés, l'ont amené à repousser complétement la possibilité de cette influence.

Les matières fécales présentent souvent l'odeur très-prononcée du sulfure de carbone; quelques malades se plaignaient d'être tourmentés par des gaz intestinaux abondants et d'une odeur fétide.

7° *Respiration.* — Je n'ai noté rien de bien saillant du côté des organes respirateurs; l'haleine offre généralement l'odeur du sulfure. Il y a ordinairement un peu d'essoufflement après la marche; la respiration est courte, mais je n'ai trouvé que deux fois à l'auscultation des caractères à signaler. Chez Delacroix jeune, la respiration était comme tremblotante; chez Potier, le bruit expirateur est sensiblement prolongé, ce qui semble dû à un certain degré d'emphysème, dont l'origine ne peut pas être, d'une manière certaine, rapportée à l'intoxication qu'il a subie.

8° *Circulation.* — Le cœur a paru sain chez tous les malades; plusieurs ont éprouvé des palpitations simples à des époques variées de leur maladie. Chez ceux qui étaient dans un état cachectique, on a constaté dans les vaisseaux du cou des bruits de souffle plus ou moins intenses, qui résultaient évidemment de l'état du sang.

Je n'ai pas observé de mouvement fébrile constant. Chez quelques malades, de véritables accès de fièvre, avec frissons subits et accélération du pouls, se montraient, et surtout pendant la nuit.

M. Bouchardat les regarde comme très-habituels et reparaissant ordinairement à la suite du travail.

J'ai noté une fois une grande lenteur du pouls (52 pulsations, obs. VII); mais en l'absence d'autres faits, je ne puis tirer de cette remarque isolée aucune conclusion.

9° *Sécrétions.* — *Urines.* — Les urines n'ont pas

été étudiées assez fréquemment dans la période d'état de la maladie. Cependant, elles ont été examinées chez Delacroix jeune, encore très-malade, mais travaillant peu. Elles ne présentaient rien de particulier, qu'une coloration rouge brun par les alcalis caustiques (chaux, potasse). A d'autres époques, on y retrouverait peut-être des traces du sulfure, dont elles prennent l'odeur, ou seulement encore des sulfates ou des carbonates abondants dus à la dissociation et à l'oxydation de ses éléments.

L'observation VII, récemment recueillie, semble justifier ces prévisions, aussi bien d'ailleurs que les expériences faites sur les animaux. La coloration par les caustiques était peu intense chez le malade qui en est l'objet, mais l'urine contenait en abondance des carbonates et des sulfates.

Plusieurs des malades observés éprouvaient pendant la miction un sentiment de cuisson assez vif, dû peut-être, si leurs affirmations sur l'odeur de l'urine à cette époque sont exactes, à la présence du sulfure en nature.

Cela est d'autant plus probable, que ce liquide gardait encore, lors de mon examen, une odeur très-forte et très-analogue à celle du sulfure de carbone.

La présence de sels très-abondants peut encore expliquer suffisamment l'irritation légère qu'elles produisent sur la muqueuse urétrale.

10° *Cachexie.* — Sous l'influence des conditions dans lesquelles ils sont placés et des altérations survenues dans leur nutrition, les ouvriers tombent dans une cachexie plus ou moins profonde; ils sont pâles, leur peau est mate et un peu terreuse, leurs muqueuses décolorées. Enfin, des bruits de souffle vasculaires complètent les caractères d'une anémie qui ne présente rien de spécial, et dont la description ne doit pas prendre ici des proportions plus étendues.

Le plus ordinairement, toutefois, cette cachexie se complique de la persistance complète ou partielle des accidents dus à l'intoxication dont elle est la suite. La faiblesse générale, l'anaphrodisie, une sensation de vague dans l'esprit, sont les phénomènes qui l'accompagnent le plus fréquemment.

III

MARCHE DE L'INTOXICATION PAR LE SULFURE DE CARBONE.

Je ne reviendrai pas ici sur la succession des accidents, dont l'observation de Delacroix aîné a donné le tableau d'une manière suffisante; je m'occuperai seulement de la marche générale de la maladie.

Deux formes peuvent être admises dans son développement : tantôt elle débute brusquement et pour ainsi dire d'une manière aiguë, et il se manifeste alors dès le principe une prédominance marquée des phénomènes originels, que j'ai comparés à ceux de l'ivresse alcoolique ; tantôt son invasion est lente, progressive, et prend dès l'abord la forme chronique.

L'observation II (Delacroix jeune) est un exemple du premier mode ; soit qu'il travaillât moins assidûment, soit qu'il fût plus soigneux et plus prudent que ses camarades, que sa vie fût plus régulière, cet ouvrier avait pu manier le sulfure de carbone pendant longtemps sans éprouver d'accidents. Un jour il en emploie, pour laver un manteau, de grandes quantités, et de suite il est pris d'accidents aigus et violents d'intoxication. Dans cette invasion rapide, il passe en quelques heures par toute la série des symptômes qui ne se développent chez les autres ouvriers que longuement et progressivement.

La plupart du temps, c'est suivant le second mode que la maladie se développe ; mais toujours, lorsqu'ils ont commencé à se montrer avec quelque intensité, les accidents, si le malade ne se soustrait pas à l'influence des causes, suivent une progression beaucoup plus rapide que les phénomènes légers, développés dans le principe, n'auraient pu le faire supposer.

L'époque de l'invasion de la maladie a varié dans les différentes observations. Tandis que dans les observations III et VIII, de légers symptômes se sont développés insensiblement dès l'origine, Delacroix jeune a pu travailler trois ans sans éprouver autre chose qu'un peu de céphalalgie ou d'inappétence passagères ; c'est de quatre semaines à cinq mois dans les autres faits que date le début des phénomènes d'intoxication.

Dans tous, la céphalalgie, l'inappétence, le dégoût se sont développés dès l'abord, puis sont venus les accidents légers, frissons, tremblement. La vue et l'ouïe n'ont pas en général tardé à être altérées; puis enfin les altérations de l'intelligence, l'impuissance, la paralysie, l'atrophie musculaire, le dépérissement, la cachexie, ont complété les caractères de la maladie confirmée, dans les cas les plus graves.

IV

TERMINAISON. — PRONOSTIC.

L'importance et la gravité des symptômes développés par la vapeur du sulfure de carbone doivent au premier abord donner au médecin, pour la vie des malades, les craintes les plus sérieuses. Les expériences faites sur les animaux semblent confirmer, de la manière la plus nette, la justesse de ces appréhensions. Cependant, je ne connais pas d'exemple certain de mort survenue chez l'homme sous l'influence évidente de cette forme particulière d'intoxication. Je ne doute pas toutefois que les accidents ne puissent arriver à la déterminer, soit en raison des progrès de la cachexie, soit en développant vers les centres nerveux, comme toutes les névroses par intoxication, des altérations consécutives, soit enfin parce que dès l'abord, et sous l'influence d'un dégagement abondant de sulfure, l'empoisonnement aura été porté très-loin.

Les Delacroix m'ont affirmé qu'un de leurs camarades avait succombé rapidement, et très-certainement à l'influence toxique; mais je n'ai pu obtenir de détails, et la mémoire, les facultés intellectuelles, sont toujours si troublées chez eux, les efforts qu'il faut faire pour ramener leur esprit sur la trace des faits déjà anciens sont tels, que jen'ai pu avoir de renseignements utiles pour éclaircir cette assertion.

Ce qu'il y a, au contraire, de remarquable dans les observations que j'ai recueillies, c'est, au milieu d'accidents si graves, la facilité relative avec laquelle la guérison peut se faire. Il n'est aucun de nos malades qui, soustrait au milieu funeste dans lequel il était placé, n'ait vu sa situation plus ou moins améliorée, et tous ceux qui ont abandonné l'atelier pendant un temps suffisant avant que les accidents fussent devenus très-graves se sont complétement guéris. Est-il rien de plus singulier que le changement opéré chez Delacroix aîné dans un intervalle de seize mois? Ces paralysies singulières et si profondes, disparaissant plus ou moins complétement lorsque l'analogie devait leur faire attribuer une gravité considérable, ne sont-elles pas un fait à peu près unique dans l'histoire des maladies? Ne doit-on pas attribuer à l'extrême volatilité d'un poison qui bout à 45°, ou à sa transformation facile en substances non toxiques, son élimination relativement si prompte, quand des désordres irréparables n'ont pas encore été produits?

Malheureusement, la profession qu'ils exercent est lucrative pour les ouvriers; lorsqu'ils se sentent améliorés, ils y reviennent aussitôt et ils reprennent rapidement la maladie. Il sera intéressant de suivre dans l'avenir le résultat définitif de ces rechutes constantes; mais des années seront nécessaires pour que la lumière se fasse sur ce point.

Le pronostic de l'intoxication par le sulfure de carbone peut donc être posé à deux points de vue. Très-fâcheux, si l'on considère la perturbation profonde des actions du système nerveux et de la nutrition en général, les troubles intellectuels, les paralysies, l'impuissance, l'atrophie musculaire, la cachexie, il devient bien moins grave si l'on remarque la lenteur habituelle des accidents, la rareté de la terminaison funeste, la possibilité de la guérison par les seules prescriptions de l'hygiène. Il sera d'ailleurs d'autant plus grave que les accidents seront plus intenses, qu'ils auront duré plus longtemps et que les rechutes auront été plus répétées.

V

ÉTIOLOGIE.

Lorsque je vis pour la première fois Delacroix aîné frappé d'une paralysie prédominante des extenseurs du membre thoracique, je me demandai si une préparation spéciale, si une falsification du caoutchouc qu'il employait ne pourrait pas expliquer par une intoxication saturnine la maladie dont il était atteint. J'étais d'autant plus fondé à émettre ce doute, que dans certains procédés de vulcanisation on additionne le caoutchouc dissous d'une certaine quantité de carbonate de plomb. Un examen plus attentif me fit abandonner bientôt cette idée. Il ne s'agissait pas en effet pour cet ouvrier de vulcanisation, mais d'une simple dissolution du caoutchouc; et d'ailleurs, l'absence des signes caractéristiques de l'empoisonnement par le plomb, la marche différente des symptômes, ne me permirent pas la moindre hésitation. A quoi donc fallait-il attribuer l'état dans lequel se trouvaient et ce malade et ceux que j'ai observés depuis? Tout semblait indiquer que les vapeurs du sulfure de carbone en étaient l'origine. C'est le seul dissolvant qu'emploient les ouvriers travaillant isolément; la chambre où les Delacroix restaient enfermés en présentait l'odeur d'une manière insupportable, et des vapeurs abondantes s'y répandaient continuellement. Hors même de l'atelier, les malades étaient poursuivis par l'odeur du composé chimique auquel ils rapportaient tous leurs maux. Mais pour rendre plus complète encore la démonstration, il fallait isoler l'action du sulfure de carbone et la suivre chez les ouvriers des fabriques où on le prépare exclusivement, et chez les animaux qu'il impressionne comme l'homme : c'est ce que j'ai cherché à faire.

Dans les fabriques, les accidents sont rares; l'intérêt du manufacturier veut que les appareils soient lutés avec le plus grand soin. Il ne se dégage donc qu'accidentellement des vapeurs de sulfure, et d'ailleurs on l'obtient rarement dans des lieux fermés; c'est à l'air libre, ou sous des hangars où l'air se renouvelle constamment, que les appareils sont le plus souvent établis. Ce n'est donc que lorsqu'on dépote le sulfure, c'est-à-dire très-passagèrement, ou lorsque s'établit une fuite accidentelle et bientôt réparée, que des vapeurs un peu abondantes peuvent se produire. Dans ces circonstances, les accidents les plus légers parmi ceux que j'ai signalés se développent seuls. Ce sont des vertiges, de la céphalalgie, de l'anorexie, des vomissements, un sentiment de vague dans les idées, un peu de propension au sommeil ; ces accidents disparaissent assez rapidement à l'air libre, comme on pouvait le prévoir, et la cause qui les avait produits étant passagère et ne se reproduisant pas, ils ne laissent après eux aucune trace.

Ce premier fait était donc confirmatif de l'action exercée sur l'organisme par le sulfure. Mais les faits observés chez les animaux donnent de la genèse des accidents observés chez certains ouvriers en caoutchouc une démonstration plus formelle encore.

Déjà dans les fabriques et sous les hangars, où le sulfure de carbone se dégage en grandes masses, les ouvriers avaient remarqué que les oiseaux nichés sous le toit tombaient souvent sur la terre, dans un état d'insensibilité ou au moins d'immobilité complète. Ils les plongeaient dans l'eau froide, et les voyaient s'envoler rapidement. Les Delacroix m'avaient dit que les chats devenaient malades chez eux, et présentaient des phénomènes analogues à ceux que je constatais sur eux-mêmes. Je voulus m'assurer par l'expérience de la réalité de ces faits.

Expériences sur les animaux.

Pour opérer sur les animaux, je me plaçai dans les conditions suivantes : une boîte de bois assez bien jointe et d'une capacité d'un demi-mètre cube, vitrée à sa partie supérieure, y fut percée de quatre ouvertures d'un centimètre et demi de diamètre, qui me parurent devoir laisser entrer à peu près la quantité relative d'air qui peut pénétrer dans les appartements par les ouvertures ordinaires.

Deux pigeons arrivés à leur entier développement furent placés dans cette boîte, et, lorsque je me fus bien assuré qu'ils avaient pu sans inconvénient y vivre pendant plusieurs jours, je versai dans un coin de la boîte, à dix heures du matin, une cuillerée à bouche environ de sulfure de carbone ; huit heures après, l'un des pigeons était mort ; il était affaissé sur le fond de la boîte, les ailes à demi étendues, comme si les pattes avaient été frappées d'abord de paralysie.

La même quantité de sulfure fut de nouveau introduite vers neuf heures du soir ; quelques heures après, le second pigeon était mort. Je le trouvai dans une situation telle, que des convulsions violentes avaient évidemment précédé la mort. Tous deux étaient dans un état de roideur extrême, et qui persista assez longtemps.

Deux causes d'erreur avaient pu se glisser dans cette expérience: les animaux pouvaient avoir ingurgité, quoique ce fût peu probable, une certaine quantité de sulfure tombée sur le grain qu'ils mangeaient, et ne pas avoir succombé seulement aux inhalations de la vapeur toxique; ou bien encore, l'air n'ayant pas pu pénétrer en quantité suffisante, ni la vapeur s'échapper de la boîte, ils étaient morts asphyxiés, faute d'air respirable. Pour obvier à ces deux inconvénients, un certain nombre de petites ouvertures de cinq millimètres de diamètre furent faites aux parois latérales et à la paroi inférieure de la boîte, et le sulfure fut versé à petites doses, au moyen d'un entonnoir, dans un nouet d'ouate et de linge fixé à l'une des ouvertures supérieures, de manière à ce que, le liquide ne pouvant jamais pénétrer dans l'intérieur, les animaux fussent seulement soumis à des inhalations toxiques.

Un lapin assez fort et adulte fut placé le soir à huit heures dans l'appareil ainsi disposé; quatre grammes de sulfure de carbone y furent introduits, et y développèrent, comme je m'en assurai, l'odeur spéciale à un degré marqué, ce qui n'empêcha pas l'animal de continuer à manger. Le lendemain matin, il paraissait n'avoir aucunement souffert; à huit heures, quatre grammes furent de nouveau introduits; il en fut de même à midi; la boîte fut ouverte à trois heures, et l'animal put respirer à l'air libre; après quoi, la même quantité de sulfure de carbone fut versée dans le nouet.

Au bout de cinq minutes, l'animal fut agité de mouvements convulsifs. Il projetait avec violence le bassin et les membres postérieurs vers le haut de la boîte, et presque au point de la briser.

A ces convulsions cloniques, qui durèrent dix minutes, succéda une immobilité presque absolue; à cinq heures du soir l'animal était étendu, dans une résolution complète. Placé sur le sol et à l'air libre, il se souleva avec peine sur ses membres antérieurs, dont les muscles se contractaient évidemment d'une manière insuffisante; les membres postérieurs étaient le siége d'une paralysie bien plus avancée et le ventre reposait sur le sol, sans pouvoir être soulevé. Cependant des mouvements encore assez rapides se produisaient lorsque l'animal ne reposait plus sur la terre, mais les contractions musculaires n'étaient plus assez énergiques pour soutenir le poids du corps. La sensibilité était conservée.

Ainsi une faiblesse marquée des membres antérieurs et une paraplégie presque complète du mouvement avaient, en moins de vingt heures, été déterminées par l'inhalation seule des vapeurs données par 16 grammes de sulfure de carbone dans un espace restreint, il est vrai, mais où l'air pénétrait avec quelque facilité.

Cette expérience ne pouvait laisser de doute sur l'identité des effets produits par cette substance chez l'homme et chez les animaux, et elle isolait bien nettement son action, de manière à ce qu'elle ne pût être rapportée à aucune des autres influences que les ouvriers avaient pu subir. Cette identité est d'autant plus remarquable, que la localisation des effets de l'influence toxique est la même, et qu'ils consistent, dans les deux cas, dans des altérations de la motilité survenant au début, de préférence dans les membres inférieurs. Quant aux accidents convulsifs plus prononcés chez les animaux, et qui ont d'ailleurs leur analogue dans les crampes et les contractures légères observées chez nos malades, ils peuvent être le résultat d'une intoxication plus rapide et plus aigüe que celle à laquelle les ouvriers sont ordinairement soumis, ou d'une résistance moins grande de la part d'espèces animales plus petites.

A l'exception des phénomènes de paralysie, le lapin mis en expérience ne présentait d'ailleurs aucun signe de souffrance; pendant la soirée il mangea moins bien que d'habitude, mais l'inhalation ayant été aussitôt arrêtée, au bout de vingt-quatre heures, il ne présentait plus aucun signe de paralysie.

Cette guérison si rapide concorde d'une manière trop frappante avec ce que j'ai observé chez l'homme pour que j'aie besoin d'y insister.

Après vingt-quatre heures, pendant lesquelles l'animal fut abandonné à lui-même, il fut de nouveau soumis à des inhalations moins abondantes. Pendant quarante-huit heures, il ne donna aucun signe de maladie ; mais le troisième jour, on introduisit dans le nouet 12 grammes environ de sulfure en deux fois; deux heures après la seconde dose, le lapin était couché sur le côté, respirant encore, mais à des intervalles éloignés, et manifestant quelques mouvements convulsifs lorsqu'on l'agitait. Des affusions froides les rendirent plus marqués, puis l'animal fut placé devant le feu, et, après une heure environ, il put faire quelques mouvements et se traîner plutôt que se soulever sur ses pattes. Son côté droit semblait plus affaibli que le gauche. Il arriva peu à peu à se relever, mais dans un grand état de faiblesse. Il fut replacé dans sa boîte; mais le nouet, laissé par inadvertance, était resté encore imbibé de sulfure, et lorsqu'on examina l'animal, trois heures après, il était sans mouvement, n'ayant que dix à douze inspirations par minute; son haleine exhalait l'odeur du sulfure, le cœur battait soixante fois par minute, le pouls était insensible. Il fut exposé devant le feu de nouveau ; quelques insufflations furent faites dans la trachée;

l'animal poussa des cris aigus analogues aux cris hydrencéphaliques, et chercha, mais sans succès, à se soulever; il mourut dans la nuit, au milieu de mouvements convulsifs.

A l'autopsie, le cerveau était d'une grande mollesse, sans coloration spéciale, sans épanchement ventriculaire, sans altérations des méninges. Il en était de même du cervelet et de la moelle à sa région cervicale, seul point où elle fut examinée.

Les poumons étaient très-pâles extérieurement, d'un rose jaunâtre uniforme à la coupe, sans indurations, sans lobules engorgés, modérément crépitants. Le gauche présentait dans son épaisseur, et à la moitié de sa hauteur, une tache noirâtre ecchymotique, de 3 millimètres environ en tous sens.

Le cœur droit était gorgé de sang noir fortement coagulé, sans transformation fibrineuse; le caillot semblait adhérent sur quelques points. Le cœur gauche en contenait, mais en moins grande quantité. L'endocarde ne présentait qu'une coloration rouge foncé due à l'imbibition.

Le foie était sain, un peu congestionné.

L'estomac était plein d'un bol alimentaire solide, formé exclusivement d'avoine amenée à l'état de pâte ferme, mais peu attaquée par la digestion. La muqueuse du grand cul-de-sac et de la partie droite de la grosse tubérosité était un peu ramollie; cette lésion pouvait être cadavérique. Mais dans les mêmes points existaient un grand nombre de taches ecchymotiques, donnant exactement l'idée d'un purpura presque confluent dû évidemment à des infiltrations sanguines, et tout à fait différentes de cette coloration noirâtre que détermine souvent, après la mort, l'action du sac gastrique dans la production du ramollissement gélatiniforme.

La vessie était pleine d'urine; celle-ci traitée par la chaleur et l'acide nitrique, ne contenait pas d'albumine. L'acide nitrique et l'acide acétique y déterminèrent une vive effervescence et un dégagement d'acide carbonique. Elle donna, par le chlorure de baryum, un précipité en partie insoluble par l'acide nitrique (sulfates) en partie soluble avec effervescence (carbonates). Elle se colora manifestement en rouge brun par la potasse et par la chaux caustiques.

Cette coloration, déjà rencontrée chez Delacroix jeune, et que je n'avais pas notée d'abord, ne la trouvant pas assez concluante, retrouvée plus tard dans l'observation VII, appelle de nouvelles observations. Il n'y a rien d'étonnant d'ailleurs, dans une affection où le système nerveux est si profondément influencé, à ce qu'une certaine quantité de sucre se trouve dans les urines. Quant aux carbonates et aux sulfates, je suis porté à les considérer comme résultant des transformations subies par le sulfure de carbone, ainsi que je l'avais d'ailleurs admis théoriquement.

Je me contente de décrire ici les altérations anatomiques, sans en tirer de conséquences; des faits nouveaux en établiront seuls la valeur. Je ferai cependant remarquer leur analogie avec celles qui ont été signalées dans les empoisonnements par les gaz délétères, et spécialement par la vapeur du charbon, et par le gaz de l'éclairage.

Telles sont les seules expériences que j'aie à relater ici; elles me paraissent suffisantes pour démontrer directement et d'une manière générale l'influence toxique du sulfure de carbone en vapeur, et pour isoler formellement la série d'accidents à laquelle il donne lieu. Mais il me paraît utile de les continuer pour éclairer quelques questions de détail qui s'y rapportent. Et, par exemple, chez les animaux, les inhalations de sulfure de carbone exercent-elles sur le système génital une influence aussi profonde que chez l'homme? Il serait facile d'arriver à le connaître, en plaçant dans les conditions déterminées ci-dessus certaines variétés de pigeons qui pondent et couvent leurs œufs presque sans interruption pendant les mois d'été, ou en présentant des chiennes en rut à des chiens placés depuis quelque temps sous l'influence toxique. Ces expériences répétées fréquemment permettront peut-être en outre d'arriver, en anatomie pathologique, à établir définitivement l'existence de lésions constantes dans l'empoisonnement par le sulfure de carbone en vapeur.

Étiologie (suite). — Ainsi, pour en revenir aux ouvriers en caoutchouc, c'était bien à l'action du sulfure seul qu'il fallait rapporter les symptômes d'intoxication qu'ils présentent ; mais, pour compléter l'étude de leur production, il était nécessaire de rechercher si des circonstances spéciales ne rendaient pas l'action du poison plus puissante. Ces conditions, je n'ai pas la prétention de les indiquer d'une manière complète ; j'exposerai seulement les quelques données que j'ai pu rassembler.

Age.— L'âge influe-t-il sur le développement des accidents ? L'on a vu que de très-jeunes enfants pouvaient en être rapidement atteints. Les hommes que j'ai observés étaient tous adultes, et je n'ai pas vu de vieillards soumis à l'action des causes qui les déterminent. Cependant un fabricant de sulfure de carbone m'a affirmé que ces derniers sont plus rapidement et plus facilement atteints que les jeunes ouvriers. L'âge de ceux que j'ai observés a varié de vingt-quatre à quarante-deux ans; aucune différence sensible ne s'est présentée chez eux dans l'époque de l'invasion, ni dans la succession des accidents.

Sexe. — La plupart des observations que j'ai pu recueillir ont été faites sur des hommes ; mais j'ai réuni des faits assez nets pour établir que les femmes sont soumises comme eux à l'action du sulfure de carbone ; peut-être même chez elles les accidents se développent-ils avec plus de facilité. Dans trois cas, chez la femme et chez la mère de Delacroix, chez une malade observée à l'hôpital Necker (note IXe), les phénomènes d'intoxication atteignirent des personnes qui ne travaillaient pas le caoutchouc, mais qui étaient seulement exposées aux vapeurs du sulfure. Ces faits, disons-le en passant, constituent en outre un argument puissant pour démontrer la nécessité d'isoler les ateliers où ce dégagement s'opère, et de soustraire ainsi à son action les familles des ouvriers et leur voisinage.

La VIIIe observation, beaucoup plus complète, nous offre le tableau de phénomènes identiques à ceux que j'ai signalés chez les hommes, développés chez une ouvrière placée dans les mêmes conditions. Elle fait de plus mention d'autres faits du même genre, sur lesquels aucun doute ne peut s'élever. Il reste donc bien nettement établi que le sexe n'exerce aucune influence sur le fait même de l'intoxication par le sulfure de carbone, et qu'il modifie seulement la forme des accidents, ou la rapidité de leur développement.

Je n'ai pu constater d'une manière formelle que le *tempérament* des ouvriers exerçât sur la marche de leur maladie une action bien évidente.

Il n'en a pas été de même de leur *hygiène*. L'ivrognerie paraît en effet être une des causes qui prédisposent le plus puissamment à une invasion rapide et à une violence plus grande des symptômes d'empoisonnement ; on le comprend d'ailleurs, en considérant que les mêmes organes sont influencés dans les deux cas, et d'une manière plus ou moins analogue. Je suis tenté d'attribuer à la différence de régime seule la différence si marquée qui existe entre les observations des deux frères Delacroix.

Des ateliers petits, bas, mal aérés, une température élevée, soit pendant lés chaleurs de l'été, soit pendant l'hiver sous l'influence des poêles; l'habitation de jour et de nuit dans les chambres où se fait le travail, comme cela arrive chez les ouvriers travaillant isolément; les opérations dans lesquelles de grandes cuves de dissolution de caoutchouc ou des quantités considérables de pâte s'évaporent à l'air libre; celles dans lesquelles ces dissolutions couvrant de larges surfaces d'étoffe, offrent à l'évaporation une facilité bien plus grande; telles sont les conditions du plus puissant et plus rapide développement de l'intoxication.

VI

DIAGNOSTIC.

S'il s'agissait seulement ici d'indiquer les caractères auxquels on peut facilement reconnaître les accidents développés par le sulfure de carbone, je ne donnerais pas à l'étude du diagnostic de cette singulière affection une étendue bien considérable.

Un ouvrier attaché à l'industrie du caoutchouc, employant le sulfure et soumis à l'action de sa vapeur, présente-t-il les phénomènes si remarquables que j'ai signalés : nul doute qu'il ne soit sous l'influence de l'empoisonnement spécial qu'elle détermine ; mais si le diagnostic proprement dit de cette maladie ne présente pas, en général, de grandes difficultés, il me paraît toutefois d'un intérêt réel de montrer nettement comment elle diffère par son appareil symptomatique des affections qui s'en rapprochent, et surtout de celles qui résultent comme elle d'une influence toxique.

C'est, en effet, un spectacle curieux, et qui soulève, quant à la spécificité des maladies elles-mêmes, de leurs causes et de certains agents médicamenteux, des réflexions sérieuses, que cette manifestation constamment identique à elle-même, des effets produits par un empoisonnement déterminé. Il n'est donc pas sans importance, au point de vue nosologique, de montrer le génie différent de ces séries de phénomènes, qui ne se séparent pas moins par leurs caractères distinctifs que par leur origine variée.

Je ne resterai donc pas dans les limites absolues du diagnostic, et j'y joindrai quelques considérations sur des affections qui, sans pouvoir être confondues avec la maladie des ouvriers en caoutchouc, s'en rapprochent par quelques points.

Les états avec lesquels les accidents développés par l'inhalation des vapeurs de sulfure de carbone présentent, à quelque titre, des analogies sont : l'intoxication alcoolique chronique, les empoisonnements par le plomb, par le mercure, par les gaz résultant de la combustion du charbon, par le gaz de l'éclairage, par le chloroforme, par certaines essences, et, à d'autres points de vue, la paralysie générale commençante et l'atrophie musculaire progressive.

Je n'étudierai toutefois avec détails, parmi ces affections, que celles qui se rapprochent le plus du sujet qui nous occupe.

L'*intoxication alcoolique*, dans sa forme chronique, en admettant qu'elle puisse être bien nettement isolée de la manie ou de la démence ébrieuses, commence fréquemment par des phénomènes gastriques, anorexie, dyspepsie, nausées, etc., et chez des ouvriers placés au contact du sulfure de carbone, on pourrait alors être embarrassé de discerner l'origine réelle de ces premiers accidents, surtout s'il s'y joignait, comme cela arrive ordinairement, de l'agitation et de la faiblesse générale; mais là cessent les points de contact et le doute. D'un côté, une altération de la mémoire, portée généralement très-loin, une stupeur, un étonnement, un vague plus ou moins grand de l'intelligence, sans délire; de l'autre, un délire bien caractérisé et de véritables hallucinations. De plus, chez les ivrognes, les troubles de la contraction musculaire prennent une forme spéciale. Ce n'est pas un affaiblissement simple, un degré plus ou moins prononcé de paralysie, mais un état continu de convulsion clonique, un tremblement particulier, qu'on a pu rapprocher de la chorée.

Je n'ai pas observé chez les ouvriers en caoutchouc les accidents épileptiformes de l'ivresse chronique ; je ne nie pas toutefois leur existence, puisqu'ils se rencontrent dans des intoxications variées, et que j'ai observé des convulsions chez les animaux soumis à l'influence du sulfure.

En dernier lieu, et comme caractère spécifique des plus importants, l'amoindrissement des facultés génératrices chez les buveurs peut-il être comparé à cette frigidité si absolue des ouvriers qui manient le sulfure de carbone ?

Cette seule observation établirait, s'il était nécessaire, une ligne de démarcation tranchée entre les expressions symptomatiques des deux affections.

Elle ne permettrait pas non plus, même dans les cas douteux ou complexes, de confondre avec la maladie qui nous occupe une *intoxication saturnine*. Ici, d'ailleurs, les caractères différentiels abondent, et il suffit d'en faire une énumération rapide pour montrer que l'erreur est impossible dans le diagnostic ; ce sont : la coloration des dents et de la muqueuse buccale, celle de la peau, la constipation constante, la colique spéciale, les formes variées de l'encéphalopathie délirante ou comateuse, les convulsions épileptiformes, la prédilection presque exclusive de la paralysie pour les extenseurs; et enfin, comme fait fondamental, l'abolition de la contractilité, de l'irritabilité électriques dans les muscles paralysés, qui ne se produit pas, ai-je dit, chez les ouvriers en caoutchouc?

L'intoxication mercurielle ne pourra être méconnue à la forme convulsive du tremblement, aux altérations des dents et des gencives. Je ne la signalerai donc ici que d'une manière passagère.

Les empoisonnements par les gaz résultant de la combustion du charbon ne pourraient être confondus qu'avec les accidents aigus développés, dans des circonstances très-rares, par le sulfure de carbone, et dont j'ai vu récemment un exemple. Il s'agit du contremaître d'une fabrique, qui fut trouvé dans l'atelier privé de connaissance et bien évidemment par suite d'un dégagement exagéré de sulfure. L'odeur spéciale des vapeurs de ce corps suffit pour éloigner toute erreur. Notons toutefois que, dans les deux cas, des paralysies peuvent être la conséquence de l'empoisonnement, ainsi que l'a démontré M. Bourdon pour les vapeurs du charbon, et que ce fait établit un rapport intéressant entre les deux affections.

Si l'on voulait comparer *l'empoisonnement par*

le chloroforme à celui que produit le sulfure de carbone, ce ne pourrait être encore que dans la forme rapide des deux intoxications. On ne connaît pas, en effet, les résultats de l'action prolongée du chloroforme à petites doses. J'ai constaté cependant un cas de manie survenu à la suite de chloroformisations fréquentes, chez un homme fort intelligent d'ailleurs, et qui, au moment de la découverte des agents anesthésiques, avait voulu les expérimenter sur lui-même. Mais, sans recourir à ces faits douteux, l'empoisonnement rapide par les deux corps se distingue d'une manière assez nette. L'anesthésie, cet effet si tranché des inhalations de chloroforme, n'a jamais accompagné ni précédé, chez les animaux, les accidents développés par le sulfure de carbone, et il est bien douteux qu'elle ait jamais existé d'une manière certaine chez les ouvriers que j'ai observés.

Il serait curieux de poursuivre ces parallèles dans l'influence qu'exercent sur l'organisme le gaz de l'éclairage, le gaz oléfiant, les essences, et de rechercher s'il n'y a pas dans la constitution chimique de ces différents corps de quoi expliquer, jusqu'à un certain point, les analogies et les différences de leur action. Mais cette recherche s'éloignerait trop de la direction que je dois suivre. Je reviens donc à l'étude du diagnostic.

La paralysie générale commençante est peut-être

l'état morbide qu'il sera le plus difficile, au premier abord, de distinguer de l'intoxication par le sulfure de carbone. Peut-être les deux affections pourraient-elles, d'ailleurs, se confondre, si, comme je le crois possible sans l'avoir encore observé, la paralysie générale continue peut succéder à la paralysie passagère que j'ai décrite. Il me paraît cependant facile d'établir la distinction par des caractères suffisants. L'hésitation de la parole, le bégaiement, le délire ambitieux, le cadencement de la marche, l'absence des troubles spéciaux de la digestion, établiront assez nettement, dès le principe, l'existence d'une paralysie générale. Plus tard, l'erreur ne sera plus possible, et d'ailleurs, l'éloignement de l'atelier suivi de guérison dans un cas; l'incurabilité à peu près absolue dans l'autre, éclaireraient facilement le diagnostic.

L'atrophie musculaire progressive se reconnaîtra nettement en ce que la diminution de volume des muscles précède toujours leur affaiblissement, tandis que chez les ouvriers en caoutchouc, comme dans toutes les autres affections où se manifeste l'altération de la contractilité musculaire, la paralysie paraît en premier lieu. D'ailleurs, dans cette maladie, si bien étudiée par M. Aran, puis par M. Duchenne, de Boulogne, il n'existe pas de troubles des digestions ni de céphalalgie, phénomènes évidemment incompatibles avec une altération, le plus ordinairement toute locale, et qui ne paraît avoir aucune connexion habituelle avec des souffrances des centres nerveux. La limitation de la maladie à une petite partie du système musculaire au début, sa prédilection pour le membre supérieur droit, sont encore des points de repère pour établir des différences tranchées.

En résumé, la comparaison des phénomènes isole nettement des affections précédemment décrites, celle qui nous occupe, dont les caractères propres et spécifiques restent donc les suivants : troubles profonds de la digestion et de la nutrition, anorexie, nausées, amaigrissement, cachexie, vomissements sans diarrhée ni constipation constantes; troubles nerveux, éblouissements, vertiges, céphalalgie, amaurose, surdité, analgésie, diminution, destruction presque complète de la contractilité musculaire, avec conservation de l'irritabilité électrique, atrophie; impuissance, altérations de l'intelligence, hébétude, perte de la mémoire, et, en dernier lieu, comme singulier et fort important caractère, amélioration presque constante, et le plus souvent guérison complète par l'éloignement suffisamment prolongé de la cause qui l'a produite.

L'introduction récente dans l'industrie des conditions dans lesquelles cette maladie se développe ne permet pas de douter qu'elle ne soit tout à fait nouvelle.

Est-il nécessaire ici d'établir une discussion pour déterminer le mode d'action du sulfure de carbone sur l'organisme? L'observation des ouvriers qui touchent rarement la dissolution de caoutchouc, l'action de la vapeur seule sur les animaux, ne laissent aucun doute sur ce fait qu'elle pénètre surtout par les voies respiratoires dans la circulation, et que, portée dans les organes, elle y détermine tous les phénomènes précédemment décrits.

Cependant M. Bouchardat paraît croire à une action directe du sulfure sur les membres paralysés, puisque, en insistant sur la roideur et le manque d'agilité des membres thoraciques, il fait remarquer que ce sont précisément les points du corps qui sont placés au contact plus habituel du sulfure de carbone liquide.

VII

NATURE, CLASSIFICATION.

Quoi qu'il en soit de ce fait spécial, il est bien évident que la plupart des symptômes doivent être rapportés à la pénétration des vapeurs toxiques dans le liquide circulant. Peut-être les dégoûts du début, l'anorexie, la salivation, résultent-ils seulement de la fétidité de leur odeur; mais les accidents dyspeptiques confirmés, comme tous les troubles du système nerveux, procèdent évidemment de l'empoisonnement général. La place de la maladie des ouvriers en caoutchouc dans le cadre nosologique est donc marquée parmi les névroses par intoxication, auprès de celles qui résultent de l'introduction des gaz et vapeurs délétères, et des particules plombiques ou mercurielles dans l'économie.

A l'exception des sueurs et de la diarrhée, qui sont peut-être dues à des efforts d'élimination, tous les autres symptômes trahissent la souffrance de chacun des organes, qu'ils soient directement ou indirectement influencés. Comme accidents secondaires, nous remarquons, aussi bien que dans toutes les affections analogues, la diminution du chiffre des globules sanguins, le dépérissement, l'atrophie musculaire, qui évidemment n'a pas ici le caractère si grave de l'atrophie musculaire progressive (atrophie musculaire graisseuse progressive de M. Duchenne de Boulogne), mais qui résulte seulement des troubles amenés dans la nutrition des organes par les modifications profondes de la digestion et de l'action nerveuse, et qui peut être passagère comme elles.

VIII

TRAITEMENT.

Il est difficile que le traitement des accidents que j'ai décrits soit dès à présent établi d'une manière complétement satisfaisante. A l'égard de la thérapeutique même, il ne peut offrir encore que des indications rationnelles, appuyées toutefois sur les résultats observés dans quelques faits; mais on peut du moins établir utilement quelles précautions doivent être prises pour sauvegarder, autant que possible, la santé des ouvriers. C'est par l'indication de ces mesures hygiéniques préventives que je terminerai cet aperçu.

Le traitement proprement dit des accidents confirmés peut se diviser en trois parties : soustraire le malade aux causes d'intoxication, rétablir la santé générale, faire disparaître les accidents spéciaux.

L'ouvrier abandonnera complétement la pratique des opérations industrielles dans lesquelles on emploie le sulfure de carbone, et, s'il est possible, la fabrique même dans laquelle il travaille; il y sera du moins occupé à d'autres emplois. Son habitation sera sèche et salubre. Il fera autant d'exercice que ses forces le lui permettront, au grand air et au soleil. Il évitera les moindres excès alcooliques, dont l'influence est évidente sur le développement de l'empoisonnement par le sulfure. Son alimentation sera spécialement animale, afin d'offrir surtout à la respiration les matières oxydables anormalement existantes dans l'organisme, et, en nourissant les muscles, de s'opposer à l'atrophie, vers laquelle les malades ont une tendance marquée. Des bains simples ou d'étuve sèche, des frictions fréquemment répétées, stimuleront l'action de la peau et la perspiration cutanée. Des laxatifs doux exciteront les sécrétions de l'intestin favorables à l'élimination des matières sulfureuses existant dans l'économie.

Si un certain degré de cachexie s'est produit, les toniques variés, les ferrugineux, exerceront, comme dans les anémies d'origine diverse, une heureuse influence.

Ainsi que le montreront plusieurs des faits joints à ce travail, ce traitement, simplement hygiénique et réparateur, suffira fréquemment pour amener la guérison chez des ouvriers atteints déjà d'une manière assez sérieuse. Mais lorsque la faiblesse musculaire, la paralysie, avec ou sans atrophie de la fibre contractile; lorsque les altérations de l'intelligence, l'anaphrodisie, ont pris une gravité plus grande, et surtout lorsque les premiers moyens indiqués n'ont pas suffi pour les amender notablement, il faut recourir à une médication qui les combatte d'une manière plus directe.

Lorsqu'on analyse avec soin les symptômes graves de l'intoxication par le sulfure de carbone, on constate qu'ils paraissent résulter d'une dépression profonde, dans laquelle le système nerveux est tombé sous l'influence du poison sans qu'il se développe, à moins toutefois d'une persistance assez grande ou d'une intensité tout exceptionnelle de la cause, des lésions continues, des altérations matérielles. Rien, par conséquent, ne s'oppose au succès d'une médication propre à réveiller l'action nerveuse. C'est donc aux stimulants qu'il faudra recourir pour combattre les accidents graves des ouvriers en caoutchouc.

D'ailleurs, l'expérience est venue donner sa sanction à leur emploi. Chez plusieurs des malades dont j'ai recueilli l'histoire, le danger ou du moins l'inutilité des médications hyposthénisantes (saignée, diète, etc.) est manifeste, et la guérison, opérée sous des influences opposées, vient formellement établir l'indication thérapeutique.

La médication strychnique (noix vomique, fève de saint Ignace, strychnine, brucine, rhus toxicodendron), la remplira complétement. La stimulation générale du système nerveux qu'elle exerce, son action directe sur la fibre contractile et sur les organes génitaux la recommandaient d'une manière formelle, et les résultats ont répondu à la théorie,

On y joindra d'une manière avantageuse l'électricité dans ses diverses formes d'application. Plus facile à diriger sur les points à détermination paralytique locale, elle aura pour effet de s'adresser directement aux muscles plus spécialement frappés, sans influencer tout l'organisme, d'y réveiller la puissance contractile et de s'opposer à l'atrophie.

Telles sont les seules bases qu'il me semble possible, jusqu'à ce jour, de donner au traitement des ouvriers devenus malades sous l'influence du sulfure de carbone. Mais il faut y ajouter l'exposé des mesures d'hygiène publique et privée qu'il serait bon d'adopter pour prévenir ces déplorables accidents.

La première à prendre me semblerait d'interdire, autant que possible, à des ouvriers en chambre, l'usage du sulfure de carbone. Sans même parler de l'importance qu'il y a à les préserver malgré eux de l'empoisonnement volontaire auquel ils se soumettent pour obtenir un salaire plus élevé, n'y a-t-il pas un danger réel à laisser se développer des vapeurs aussi puissamment toxiques, dans les maisons anciennement construites, pour la plupart, et peu aérées des quartiers industriels où s'accumule une population nombreuse? Et, d'ailleurs, nous avons vu les familles mêmes des ouvriers profondément atteintes; il y a là des femmes, des enfants, que la loi ou des règlements de salubrité doivent protéger. Il devrait donc être interdit d'employer, au moins à dose considérable ou d'une manière continue, le sulfure de carbone dans des logements dépendant de maisons habitées. Tout au moins cette industrie devrait-elle s'exercer dans des chambres ou dans des pavillons écartés des habitations.

Ce serait donc, en général, dans des fabriques, où les précautions convenables peuvent être prises et que l'administration peut surveiller, qu'il faudrait concentrer l'usage industriel du sulfure de carbone. Mais, dans ces fabriques, quelles mesures d'hygiène doivent être exigées?

Disons-le d'abord, plusieurs fabricants se sont préoccupés, avant même qu'on eût besoin d'intervenir, des améliorations à apporter dans les usines à caoutchouc. Nous nous servirons des progrès déjà réalisés pour arriver à établir ce qui reste encore à faire.

Les fabriques à réglementer sont de deux espèces : celles qui produisent le sulfure par centaines de kilos chaque jour, et celles qui l'emploient à des usages industriels. Il y a peu d'accidents dans les premières, pour les raisons que j'ai indiquées déjà. — On pourrait cependant exiger des fabricants que leurs appareils fussent placés, soit en plein air, soit sous de vastes hangars, soit dans de grands ateliers ventilés par les procédés que la science met à leur disposition. — Les appareils seraient fréquemment inspectés, pour qu'on s'assurât qu'ils fonctionnent régulièrement et qu'aucune fuite ne compromet la santé des travailleurs. — Les vases destinés à contenir le sulfure seraient hermétiquement fermés. On arriverait ainsi, sans aucun doute, à prévenir les accidents. Mais dans les fabriques où de grandes quantités de solution de caoutchouc sont dépensées pour enduire des étoffes, des bâches, pour souder des pièces diverses, ou pour fabriquer la pâte nécessaire au moulage d'objets variés, à l'étirage des fils, etc., il n'y a pas possibilité d'empêcher un dégagement considérable de sulfure. Toutefois, on peut, en grande partie, par différents moyens, pallier ou détruire les inconvénients qui en résultent.

Déjà plusieurs fabriques ont abandonné, dans la préparation de certains objets, la pâte au sulfure. C'est ainsi que les fils ronds, fabriqués par pression à la filière, sont remplacés par des fils carrés, obtenus par section dans de longues plaques de caoutchouc. La chaleur est employée pour ramollir la matière première et l'amener, sous le laminoir ou sous la presse, à des formes pour lesquelles l'emploi du sulfure était autrefois indispensable. — Il y aurait lieu pour l'autorité supérieure de favoriser par tous les moyens en son pouvoir, par des primes et des récompenses honorifiques, cette transformation, dont l'importance est si évidente.

Là où l'emploi de la solution est indispensable, on arrivera peut-être à remplacer le sulfure de carbone par d'autres corps. Certains industriels emploient encore l'essence de térébenthine ; la benzine pourrait être utilisée ; mais aucun de ces produits ne possède au même degré que le sulfure la propriété dissolvante, et des recherches nouvelles sont nécessaires pour qu'il puisse être utilement remplacé.

Il faut donc l'accepter en le rendant moins nuisible. On devrait exiger, d'abord, que les cuves de dissolution fussent fermées avec soin, au moyen d'une fermeture hydraulique, par exemple, et qu'on n'en tirât jamais que la quantité nécessaire au travail immédiat.

Mais il est une propriété curieuse du sulfure de carbone, utilisée déjà pour rendre les accidents moins fréquents, et qui peut, mise en œuvre d'une manière générale, en éloigner beaucoup la menace.

Nous avons dit que le poids spécifique de sa vapeur est de 2,67 ; aussi, est-ce à la partie inférieure des appartements qu'elle s'accumule, et, quelque vraie que soit la loi du mélange des vapeurs, toujours est-il que dans les fabriques, les lieux déclives en sont pénétrés. Il résulte de son accumulation un danger réel, puisque, dans les usines, les caves laissées ouvertes en sont souvent remplies. — Si l'on exige qu'une précaution déjà indiquée soit prise, que les ateliers à dégagement abondant de sulfure soient élevés au-dessus du sol, et que le plancher inférieur soit à claire-voie, il en résultera que presque toutes les vapeurs abandonneront l'atelier pour se porter dans les points déclives. Mais là un danger nouveau se présenterait, si des appareils de ventilation, mûs par la machine à vapeur que toutes les usines un peu importantes possèdent, n'entraînaient pas puissamment au dehors les vapeurs délétères. — Peut-être, portées dans les fourneaux avec les précautions bien connues et indispensables lorsqu'il s'agit d'une vapeur si facilement inflammable, pourraient-elles être à la fois utilisées et détruites.

Cette prescription ne ferait d'ailleurs que s'ajouter tout naturellement à celle qui a pour but de forcer les usines à brûler la fumée de leurs foyers, et que des règlements récents ont rendue obligatoire.

On est d'autant plus fondé à exiger des fabricants ces précautions que, dans d'autres industries, l'influence d'une puissante ventilation s'est fait sentir de la manière la plus heureuse. Il suffit de citer les ateliers à dégagement de vapeurs mercurielles pour mettre hors de doute cette assertion [1].

Ce serait entrer encore dans les vues de la législation qui régit l'industrie que d'interdire absolument d'employer des enfants dans les ateliers à dégagement de sulfure de carbone. Leur système nerveux est plus facilement impressionnable aux influences toxiques analogues à celles que subissent les ouvriers en caoutchouc, ainsi que le prouve l'action plus rapide chez eux des liqueurs alcooliques. Il paraît donc important que de salutaires règlements viennent les soustraire à cette fâcheuse influence, qui peut avoir pour leur avenir les plus tristes résultats.

A côté de ces soins généraux se placent les conseils à donner aux ouvriers qui, quoi qu'on fasse et souvent par leur faute, subiront toujours, quoique à un bien plus faible degré, l'influence de ces vapeurs.

Ils devraient être logés à une distance suffisante de la fabrique, pour être forcés, chaque jour, en allant à leur travail et en revenant, de respirer largement un air non vicié, et de laisser leurs vêtements s'aérer et perdre l'odeur du sulfure. Une extrême propreté, des lavages répétés, devraient leur

[1] Il n'est pas d'ailleurs absolument nécessaire de détruire les vapeurs du sulfure, on peut les condenser et les utiliser pour de nouvelles dissolutions, ainsi que le fait M. Guibal, à Ivry, pour les vapeurs d'autres dissolvants du caoutchouc.

être recommandés. Ils ne pourraient prendre leurs repas dans les ateliers ; et ils passeraient à l'air libre les moments de repos ; surtout ils éviteraient de la manière la plus complète les excès alcooliques, dont j'ai déjà plusieurs fois signalé l'influence sur le développement rapide des accidents.

Enfin, malgré l'aptitude plus grande qu'acquiert un ouvrier à une fonction qu'il remplit chaque jour, il serait désirable qu'il s'établît dans les usines à caoutchouc un roulement tel que les ateliers à dégagement de sulfure ne fussent occupés par les mêmes ouvriers que pendant un temps limité ; se remplaçant de quinzaine en quinzaine, par exemple, et même à des intervalles plus rapprochés, ils contracteraient bien plus rarement des accidents rendus moins menaçants par les précautions précédemment indiquées, et qu'un repos assez long ferait certainement disparaître.

CONCLUSIONS.

Des faits ci-dessus il résulte :

1° Que les ouvriers en caoutchouc sont soumis à de graves accidents, qui consistent :

A. Dans des troubles divers de la digestion : anorexie, nausées, vomissements, coliques, avec ou sans diarrhée ou constipation ;

B. Dans une modification profonde de l'intelligence : hébétude, perte de la mémoire, mobilité extrême, violences inexpliquées ;

C. Dans une altération des plus sérieuses des fonctions du système nerveux : céphalalgie, vertiges, troubles de la vue, de l'ouïe, impuissance, paralysies variées, surtout du mouvement ;

2° Que l'observation des fonctions dévolues à ceux des ouvriers qui deviennent malades, et les expériences faites sur les animaux qui subissent comme l'homme cette influence toxique, suivie chez eux des mêmes accidents, permettent de les attribuer à l'inhalation des vapeurs du sulfure de carbone ;

3° Qu'il y a lieu de rechercher les moyens les plus propres à en préserver les ouvriers, et de provoquer sur ce point la publication de règlements d'hygiène publique.

OBSERVATIONS.

Observation II.

Delacroix (Ernest), âgé de vingt-cinq ans, ouvrier en caoutchouc, est d'une constitution délicate. Ses membres sont grêles; il est de taille moyenne. Il a toujours joui d'une bonne santé jusqu'au moment où il a été pris de l'affection que nous avons à étudier. Il n'a jamais eu d'habitudes d'ivrognerie; à peine s'il se souvient d'avoir été une fois ou deux en état d'ivresse. Sa mère a soixante-six ans, son père soixante-huit; tous deux sont en bonne santé, ils n'ont jamais eu d'autres maladies que des affections rhumatismales.

Jusqu'à l'âge de vingt ans, il a exercé l'état de cordonnier. En 1851, après avoir satisfait au sort, il se livra à la préparation du caoutchouc. Voici en quoi consiste son métier : il dissout de minces feuilles de ce corps dans du sulfure de carbone pur, qui répand une odeur *sui generis* extrêmement désagréable; il obtient de la sorte une pâte visqueuse qu'il emploie à faire les raccommodages des chaussures en caoutchouc. Pendant trois ans, il put se livrer à cet état sans éprouver d'accidents sérieux; il se souvient seulement de quelques malaises, de douleurs de tête vagues, avec inappétence, de lourdeur de la paupière, d'un sentiment de vertige et de frissons, revenant à intervalles irréguliers. C'est l'année dernière seulement (vers le mois de décembre 1854), qu'il fut pris d'accidents graves. Il lavait avec le sulfure de carbone un manteau imperméable qu'il voulait *dégraisser;* la dissolution primitive dont l'étoffe avait été enduite était mauvaise et le manteau collait aux doigts; il employait pour cette opération une quantité considérable de liqueur, 500 grammes environ. Au milieu de son travail, il se sentit pris de nausées, de sueurs froides, d'un sentiment de faiblesse générale; puis tout à coup sa vue devint trouble, il lui était impossible de distinguer nettement les objets les plus gros, tels que les meubles, d'un bout de la chambre à l'autre. En même temps, il fut atteint de vertiges, et, titubant comme un homme ivre, il descendit cinq étages en se heurtant aux murs, et arriva dans la rue, où il resta quelque temps à se remettre. Sa démarche était incertaine, sa vue tout à fait trouble, et ce ne fut qu'au bout d'une heure que le vertige disparut. Toutefois, la vue resta altérée, et depuis ce temps, bien que les milieux de l'œil soient parfaitement sains et la pupille contractile, il ne distingue plus une personne à quatre pas. Malgré l'état nauséeux dans lequel il se trouvait, il n'eut pas de vomissements; toutefois, il ne put manger de la journée.

Le lendemain, tous les accidents, sauf la faiblesse de la vue, avaient disparu, et il se remit à son travail.

Depuis ce temps, de nouveaux accidents se manifestèrent. Notre malade s'aperçut que quand il avait travaillé longtemps assis, il ne pouvait plus se relever. A peine debout, il ressentait dans les jambes des douleurs analogues à des crampes, et qui ne se dissipaient qu'après une heure ou deux de séjour à l'air extérieur. Ces douleurs se manifestèrent d'abord dans la jambe droite; elles envahirent ensuite le bras droit; de là elles se propagèrent aux membres gauches et devinrent bientôt générales. Pendant quelque temps, elles ont occupé le côté gauche du tronc; mais c'est aux membres qu'elles se firent particulièrement sentir. Malgré tout, Delacroix continua de travailler; dès qu'il était soumis à l'odeur du sulfure de carbone, sa tête devenait pesante et sa vue s'affaiblissait. Sa mère qui, dans la même chambre, se livrait aux occupations du ménage, était prise également de céphalalgie, et souvent elle était obligée de sortir, tant l'odeur du sulfure l'incommodait. Pour lui, au bout de quelques heures de travail, sa vue s'affaiblissait graduellement, et il finissait par ne plus rien distinguer ; il quittait alors son ouvrage et descendait l'escalier en chancelant ; il arrivait ainsi dans la rue avec une démarche incertaine. Une ou deux heures suffisaient pour dissiper le vertige ; mais la faiblesse musculaire persistait et se traduisait par un tremblement qui ne cessait que dans la soirée ; quant à la vue, elle était toujours trouble.

Deux ou au trois fois, en descendant de sa chambre de travail, il tomba dans la rue et on fut obligé de le relever.

Des symptômes tout particuliers survinrent du côté de l'intelligence. Quand il avait travaillé pendant quelque temps, il perdait complétement la mémoire. Ainsi, il lui était impossible de retrouver la place d'un objet quelconque, d'un outil, par exemple, qu'il avait placé cinq minutes auparavant à côté de lui ; il était obligé à chaque moment de chercher les instruments dont il venait de se servir. Il ne pouvait, quelque effort qu'il fît, fixer longtemps son attention sur un objet ou une idée, et il lui eût été complétement impossible, non-seulement d'écrire une lettre, mais même de la dicter.

Aujourd'hui, 12 juillet 1855, il se trouve dans l'état suivant : il est très-amaigri, toutefois son visage est coloré ; quand il ne travaille pas, il n'a ni vertiges ni éblouissements, seulement il est toujours extrêmement faible. Dès qu'il se remet à travailler, il est pris, au bout d'une heure environ, d'une céphalalgie particulière, consistant plutôt en lourdeur de tête, en sentiment de compression vers les tempes, qu'en douleurs et en élancements. Il n'a plus ces absences, ces pertes de mémoire qui le tourmentaient vers le mois de janvier dernier ; il ne peut pas écrire à cause de la faiblesse de sa vue, mais il peut dicter une lettre. Il parle facilement, sans bégayer ; ses réponses sont justes ; cependant, bien qu'elles ne se fassent pas longtemps attendre, il lui semble qu'il ne peut trouver les mots pour préciser ses idées. Les milieux de l'œil sont sains ; toutefois la pupille est un peu dilatée, mais elle se contracte parfaitement. La vue est toujours trouble. A deux mètres de distance il ne reconnaît personne. Les jambes sont très-faibles ; il marche en oscillant comme un homme ivre ; il lui est impossible de faire une course un peu longue, et c'est une fatigue pour lui de monter jusqu'à son logement, qui n'est cependant situé qu'au deuxième étage. Depuis quelques mois, il ne marche plus qu'avec une canne. Quand il est resté quelque temps assis, il se relève difficilement ; ses jambes fléchissent. Si on lui demande de serrer la main avec toute la vigueur qu'il peut employer, la pression qu'il exerce égale tout au plus celle d'une poignée de main un peu énergique. Il tremble encore un peu ; et quand il a travaillé, on sent dans les masses musculaires un frémissement spasmodique assez marqué. Il se plaint de crampes plus vives dans la main droite, au niveau des phalanges et de l'éminence thénar. On ne constate aucun degré d'anesthésie ou d'analgésie.

Il éprouvait souvent, l'année dernière, des transpirations nocturnes, avec accélération du pouls, qui le privaient de sommeil; quand il parvenait à s'endormir, son sommeil était agité par des cauchemars et interrompu par des soubresauts. Depuis, ces accidents ont disparu. En somme, sa position est un peu améliorée, et il est à remarquer que cette amélioration coïncide avec une grande diminution d'activité dans son travail.

A l'auscultation, on trouve un peu d'obscurité dans la respiration, qui paraît comme tremblotante. Le premier bruit du cœur est un peu sourd. Pas de souffle carotidien.

L'appétit est assez bien conservé. Delacroix mange avec plaisir, quand il a passé deux ou trois heures à l'air avant son repas. Il n'a ni diarrhée, ni constipation ; il a ressenti de temps en temps des coliques vagues, mais qui n'ont présenté rien de remarquable, sous le rapport de l'intensité ni de la durée.

Les facultés viriles sont considérablement affaiblies, surtout depuis l'hiver dernier. Depuis plus d'un an il n'a pas eu d'érection spontanée ; les désirs vénériens sont complétement abolis ; il ne se livre au coït qu'avec difficulté et à la suite d'excitations prolongées.

Les urines, examinées avec soin, se colorent très-légèrement par la potasse ; elles ne contiennent pas d'albumine.

Depuis quelque temps le malade éprouve une tendance notable au sommeil ; il s'y livre souvent pendant la journée.

Observation III.

Baron (Jules), âgé de vingt-cinq ans, s'était joint aux frères Delacroix depuis trois mois, au commencement de cette année, pour travailler le caoutchouc. Il occupait la même chambre, et dès le principe, il se sentit pris d'accidents légers, analogues à ceux de ses compagnons. Lorsque je l'examine au mois de janvier 1855, il est dans l'état suivant :

Ses forces ne sont pas encore gravement altérées; mais son appétit a disparu, sa bouche est fétide; il est poursuivi par l'odeur du sulfure de carbone que prennent tous les objets dont il s'approche, et même le tabac qu'il fume. Il est habituellement constipé.

Depuis quelque temps il ressent des frissons irréguliers.

Les muscles orbiculaires des paupières sont agités par un mouvement spasmodique et involontaire presque constant, et qui ne date que de son entrée dans l'atelier. Il éprouve dans les yeux un sentiment de chaleur et de picotement.

L'érection est depuis quelque temps déjà très-rare, et elle ne se manifeste qu'à la suite de sollicitations répétées.

Cet homme a quitté les frères Delacroix peu de temps après; je n'ai pu le retrouver, et je suis obligé de signaler seulement ce que j'avais appris de lui et recueilli dans une note succincte.

Il constatait dès lors qu'une progression constante se manifestait dans les accidents depuis leur invasion.

Observation IV.

Chevin, âgé de vingt-sept ans, ouvrier en caoutchouc, est petit, fortement constitué, et présente les apparences du tempérament sanguin. Il jouit actuellement d'une bonne santé; mais, il y a trois ans, il était occupé dans une grande fabrique à faire à la filière des fils avec du caoutchouc préalablement amené à l'état de pâte, par un mélange de sulfure de carbone, d'alcool et d'éther. C'est à cette occasion qu'il fut pris d'accidents particuliers, sur lesquels il donne les renseignements suivants.

Pendant cinq mois il supporta assez bien les émanations du sulfure de carbone. Au bout de ce temps, il fut pris d'un tremblement dans les jambes, qui rendait sa marche incertaine. Ses jambes ployaient quand il était debout depuis quelque temps. Il sentait cependant parfaitement bien la résistance du sol. Les mains étaient aussi très-faibles ; il ne pouvait pas serrer énergiquement ; mais l'affaiblissement était loin d'égaler celui des jambes. Il n'a jamais ressenti de picotements dans les menbres. La sensibilité, loin d'être diminuée, semble au contraire s'être exagérée. Le moindre choc lui causait une vive douleur. Il éprouvait une céphalalgie générale, occupant surtout le front et l'occiput, et qui ne cessait que pour faire place à une lourdeur de tête accompagnée d'éblouissements qui le forçaient à s'arrêter tout à coup et à prendre un point d'appui pour ne pas tomber.

L'appétit était presque nul. L'anorexie et la céphalalgie furent même, pendant les premiers mois de son travail, les symptômes précurseurs de sa maladie.

A une époque plus avancée, cet homme était pris de vomissements bilieux, se répétant plusieurs fois dans la journée. Ce n'était pas après ses repas, mais pendant son travail, que ces vomissements avaient lieu. Il eut, pendant trois semaines, une diarrhée, qui augmenta encore sa faiblesse. Cette diarrhée était accompagnée de quelques coliques, mais très-modérées. Les matières fécales exhalaient une odeur fétide dans laquelle il était facile, affirme-t-il, de reconnaître l'odeur caractéristique du sulfure de carbone.

Les urines étaient également fétides. Les facultés viriles s'anéantirent presque complétement chez ce jeune homme. Tout désir vénérien était aboli.

Il n'a pas remarqué d'amaigrissement sensible. Ses membres, quoique impuissants, conservaient leur volume. — Il était fréquemment pris d'oppression, d'étouffements subits. Ces accidents n'arrivaient jamais pendant la nuit ; souvent aussi il ressentait des palpitations et des anxiétés précordiales. Ses membres étaient marbrés de taches violettes, formant une sorte de réseau veineux. L'haleine exhalait l'odeur du sulfure.

Tous ces accidents s'aggravèrent au bout de quelques mois, au point que le malade, incapable de travailler, se présenta à l'hôpital de Bon-Secours, où il resta trois semaines. On le saigna plusieurs fois et on lui administra des purgatifs. Il sortit sans avoir éprouvé aucun soulagement.

Il entra immédiatement à l'hôpital Necker, où on le traita par la strychnine à haute dose. Trois mois après il sortit guéri.

Depuis ce temps, il cessa de travailler au sulfure. Sa santé et ses forces revinrent ; et aujourd'hui il est vigoureux, bien portant, ses facultés viriles ont repris toute leur activité. L'auscultation du cœur et de la poitrine ne constate rien d'anormal.

Observation V.

Potier, âgé de trente-neuf ans, ouvrier en caoutchouc, est d'un tempérament lymphatico-sanguin. Il a commencé à travailler le caoutchouc à l'âge de trente-six ans. Sa santé était alors excellente. Il filait le caoutchouc, préalablement ramolli dans un mélange de sulfure de carbone, d'alcool et d'éther.

Ce n'est qu'au bout de cinq mois qu'il éprouva de l'anorexie, et une céphalalgie constante qui ne le quittait que pendant la nuit. Il négligea ces symptômes précurseurs. Un an après, la maladie était confirmée.

La céphalalgie devint beaucoup plus intense et s'accompagna de vertiges, d'étourdissements, de bluettes. Les jambes s'affaiblirent graduellement. Cette faiblesse fut chez lui portée à tel point, que les jambes ployaient quelquefois, sans qu'il pût les redresser, et qu'il tombait sur ses mains, attendant qu'on vînt le relever. Les mouvements des mains étaient libres ; mais les doigts serraient à peine. Il n'avait pas de tremblement. L'anesthésie et l'analgésie étaient très-marquées aux mains et aux bras ; on le piquait avec des épingles, on le pinçait sans qu'il s'en aperçût. Il prétend n'avoir jamais perdu la sensation parfaite de la résistance du sol; mais on pouvait pincer et piquer profondément les cuisses et les jambes, sans déterminer la sensation de douleur. Ce n'est que huit mois après l'apparition de la céphalalgie que l'affaiblissement musculaire s'est manifesté. Il a débuté par les jambes.

Potier éprouva du côté de l'intelligence des phénomènes singuliers. Sa mémoire se perdit complétement. Il égarait toujours ses outils et les cherchait continuellement, sans pouvoir se rappeler la place où il les avait déposés quelques instants auparavant. Son caractère changea; il devint violent, emporté, méchant. La nuit, il était agité et rejetait ses couvertures. La respiration était gênée. Il éprouvait un sentiment de constriction thoracique et ne pouvait marcher un peu vite sans être pris d'étouffements. Il n'a jamais eu de palpitations. L'haleine avait l'odeur du sulfure.

L'appétit était nul; la langue chargée, la bouche pâteuse et amère. Il vomissait fréquemment dans la journée. Ces vomissements ne contenaient pas de matières alimentaires, ils étaient toujours bilieux. Il n'a éprouvé ni coliques, ni diarrhée, ni constipation. Il y eut chez lui un amaigrissement notable, une atrophie plus pronoucée dans les membres thoraciques. Il n'a pas remarqué que ses matières fécales eussent une fétidité particulière.

Les urines étaient rouges et chargées. Chez lui les facultés viriles ne furent pas diminuées. Loin de là, elles étaient, dit-il, exagérées. Les érections étaient complètes et plus fréquentes que d'habitude. L'appareil génital était surexcité.

Il entra au bout d'un an à la Charité, dans le service de M. le professeur Andral. On le traita d'abord par les bains de vapeur, les bains sulfureux et les fumigations. Il n'en éprouva aucun soulagement. On était obligé de le porter au bain, tant sa faiblesse était grande.

On lui fit alors prendre de la strychnine. En même temps il fut galvanisé par l'appareil de M. Duchenne, de Boulogne. L'électricité fut appliquée au cou, à l'épigastre, aux membres. Au bout de trois séances, il y eut une remarquable amélioration. Au bout de deux mois et quatre jours, il sortit guéri. Mais ce ne fut que trois semaines après qu'il se trouva complétement rétabli.

Depuis ce temps, il ne travaille plus dans le sulfure. Sa santé est très-bonne. Toutefois, il conserve un peu de tendance à l'oppression ; le bruit expiratoire est un peu prolongé. Il n'y a rien au cœur. L'appétit est excellent.

Ce malade raconte que souvent, dans l'été, il lui arrivait de voir les oiseaux qui nichaient dans le bâtiment où il travaillait tomber tout à coup asphyxiés dans l'atelier. Il les faisait revenir en les soumettant à un courant d'eau fraîche.

Observation VI.

Sterling, âgé de quarante-deux ans, ouvrier en caoutchouc, est brun, maigre, et présente les attributs du tempérament nerveux. Pendant quelques mois, au commencement de l'année 1855, il a fabriqué des fils de caoutchouc, par le procédé déjà indiqué. Six semaines environ après avoir commencé son état, il ressentit des fourmillements, des picotements dans tout le corps. La tête était pesante ; mais elle n'était pas sensiblement douloureuse. Ses yeux étaient et sont encore rouges. Il se sert habituellement d'un collyre légèrement astringent qui le soulage beaucoup.

Ses forces n'ont pas diminué. Il ne s'est jamais aperçu que la sensibilité fût moins vive qu'habituellement. Il a été sujet à des pertes de mémoire passagères. Il égarait ses outils.

La circulation et la respiration n'ont rien présenté de particulier.

Du côté de l'appareil digestif, il a ressenti d'abord de l'anorexie. Plus tard, il a été sujet à des vomissements qui se produisaient ordinairement le matin après son premier déjeuner, qu'il rendait. Ce déjeuner se composait de café au lait. Il était très-constipé; ses excréments étaient secs, durs et noirs comme du marc de café; ils n'avaient que peu d'odeur. L'haleine exhalait l'odeur du sulfure. Les urines étaient rouges, produisaient de la cuisson en traversant le canal, et avaient une forte odeur de sulfure.

Ses facultés viriles étaient sensiblement diminuées. Les femmes, dit-il, n'étaient plus rien pour lui.

Ces accidents n'ont été que passagers. Depuis deux mois (juillet 1855), sa santé est bonne. Il est vrai qu'il travaille dans un bâtiment où toutes les conditions hygiéniques se trouvent observées et où il ne se dégage pas de vapeurs de sulfure de carbone.

Observation VII.

Jean Publicola, âgé de vingt-quatre ans, ouvrier en caoutchouc, demeurant à Belleville, rue Saint-Laurent, n° , me consulte pour savoir s'il doit ou non abandonner son état. Il est entré, au mois de février 1855, à Belleville, dans une fabrique de condoms en caoutchouc. Cette fabrication se fait de la manière suivante : une plaque mince de gomme anglaise est coupée dans une forme déterminée et soudée sur ses bords en cylindre fermé à l'une de ses extrémités; le sac ainsi constitué est distendu par insufflation et plongé dans un mélange vulcanisant qui, d'après le récit du malade, paraît composé de sulfure de carbone et de chlorure de soufre.

Jusqu'au mois d'août, bien que déjà souffrant, ce que démontre une interrogation faite avec soin, il n'avait pas ressenti d'accidents graves; c'est à cette époque qu'il en rapporte spécialement l'origine.

Dès les premiers temps de son travail, cet homme, qui ne s'enivre jamais, sortait de la fabrique dans un état presque semblable à l'ivresse, avec un sentiment marqué de vertige et beaucoup de vague dans les idées ; il éprouvait aussi une compression fatigante des tempes, sans céphalalgie proprement dite.

Dès lors son appétit était très-amoindri ; il éprouvait quelquefois des vomissements alimentaires et bilieux. En général, un éblouissement suivi de nausées en était l'origine, et ils survenaient souvent sous l'influence d'inhalations accidentellement plus fortes de la vapeur du mélange vulcanisant. Il ressentait des coliques, mais rarement ; il était habituellement constipé, mais sans excès ; il n'avait pas de flatuosités habituelles ; mais à partir du mois d'août, il se développa de nouveaux symptômes : il éprouvait une sensation générale d'affaiblissement. Très-bon marcheur autrefois, il se fatiguait maintenant très-vite et marchait peu librement ; il éprouvait dans les mollets des douleurs contusives. Ses mains, surtout la main droite, étaient affaiblies ; il ne pouvait tenir pendant quelque temps, sans le lâcher, un corps d'un poids un peu fort ; il était maladroit, ses mains étaient roides, la droite surtout. Tout le corps était le siége d'un engourdissement et d'un fourmillement très-marqués ; il lui semblait, dit-il, que ses membres étaient engourdis et piqués par des milliers d'épingles. Cette sensation se développait surtout aux mains, lorsqu'elles étaient plongées dans l'eau froide. D'ailleurs, il sentait parfaitement la résistance du sol, et le toucher n'était pas amoindri.

Dans le principe, il était pris de tremblement passager intense ; maintenant il tremble d'une manière plus habituelle, mais légère : il attribue ce changement au froid. Il dort peu et se rendort difficilement ; il n'a jamais eu ni fièvre, ni frissons, ni sueurs nocturnes ou diurnes, ni somnolence diurne, ni perte de mémoire. Son intelligence, d'ailleurs peu développée, n'a pas été gravement troublée ; mais il y a des mots, dit-il, qu'il ne peut trouver et qui ne *sortent* pas.

Il a toujours été peu porté vers les femmes ; mais depuis qu'il travaille au caoutchouc, les érections spontanées ont complétement disparu.

Il dit d'abord que sa vue n'a pas été troublée, puis il se rappelle que pendant les chaleurs, il sortait de l'atelier en voyant trouble ; il n'a jamais été sourd.

Lorsque je l'examine, il est dans l'état suivant :

C'est un homme d'une taille au-dessous de la moyenne, évidemment vigoureusement constitué ; il a tous les attributs de ce tempérament qu'on a spécialement nommé tempérament musculaire. Ses membres sont volumineux et non encore notablement amoindris. Ce développement contraste avec une pâleur marquée de la face. Le malade marche assez facilement ; mais la fatigue rapide, la faiblesse, les douleurs de mollets persistent et même se sont accrues depuis quelque temps.

Les mains sont maladroites et toujours faibles ; un livre un peu gros ne peut être tenu pendant longtemps, et le malade est obligé de le lâcher. La flexion des mains est plus facile que l'extension, qui est toujours imparfaite; mais la constriction qu'elles peuvent exercer n'est jamais portée très-loin ; la supination est conservée.

La sensibilité n'est ni augmentée, ni amoindrie sur aucun point du corps. Le malade accuse dans la paupière supérieure un sentiment de vibration, de frémissement, *comme si des gouttes d'eau tombaient dans le coin de l'œil.*

Il n'y a point de liséré saturnin aux gencives ; les troubles digestifs persistent. La respiration se fait normalement ; l'haleine, comme tout le corps du malade, présente une forte odeur de sulfure, quoiqu'il n'ait pas travaillé aujourd'hui.

Le pouls est à 52, un peu faible ; les vaisseaux du cou sont le siége d'un bruit de souffle intermittent assez intense. Le premier bruit du cœur est prolongé par un léger bruit de souffle.

Sur mon conseil, le malade entra le 14 novembre à l'hôpital Necker, au n° 7 de la salle Saint-Luc, dont je suis chargé. Je ne lui fis aucun traitement dès l'abord, je me contentai de lui donner des aliments. Les urines, examinées avec soin, présentaient une odeur très-forte et qui m'a paru rappeler celle du sulfure de carbone; elles se décomposaient rapidement et devenaient troubles; elles se coloraient très-légèrement par la potasse caustique. L'acide acétique n'y développait pas d'effervescence notable; le chlorure de baryum y déterminait un précipité très-abondant, dû évidemment à des sulfates.

Il fut facile de constater que la sensibilité et la contractilité musculaires électriques étaient conservées.

Abandonné à lui-même, le malade vit rapidement son état s'améliorer; il ne persista qu'un degré marqué de roideur et de maladresse de la main droite. Cette roideur s'opposait surtout aux mouvements d'extension, tandis que la flexion était infiniment plus facile.

Peu à peu, d'ailleurs, ce phénomène s'amoindrit, et il avait presque disparu lorsque, le 10 décembre, ce malade atteint d'un large phlegmon du cou, qui s'étendait vers la poitrine, en suivant la gaîne du sterno-mastoïdien, fut transporté dans le service de M. Lenoir. Une incision fut pratiquée; le foyer se détergea convenablement, et le 9 janvier le malade sortit complétement guéri, par le régime seul et l'éloignement des causes, sans avoir subi d'autre traitement.

Observation VIII.

Mme B****, âgée de trente-quatre ans, demeurant à Grenelle, est habituellement bien portante. Elle a eu huit grossesses toutes heureuses. De ses huit enfants, cinq sont morts; deux d'entre eux paraissent avoir succombé à la méningite.

Cette femme, très-intelligente, rend très-bien compte de son état.

Elle est entrée, cinq semaines avant l'époque où je l'interroge (15 janvier 1856), c'est-à-dire pendant la première semaine de décembre, dans une fabrique de caoutchouc, où elle a été employée à l'imperméabilisation des étoffes. Cette opération se fait en étendant sur les tissus une couche de caoutchouc dissous dans le sulfure de carbone. Mme B**** est constamment penchée sur l'étoffe, dont elle surveille l'enduit et sur la solution dont elle respire les vapeurs. L'ouvrier qui l'étend sur le tissu est souvent obligé de sortir de l'atelier dans un état voisin de l'ivresse. Sa belle-sœur, employée avant elle aux fonctions qu'elle remplit, a été très-malade, et elle a été forcée de demander un autre emploi dans l'usine.

Elle-même a pu travailler pendant un mois sans accidents sérieux; mais depuis huit jours, bien qu'elle se soigne très-bien, qu'elle soit d'une grande propreté, elle a commencé à souffrir.

Elle devait avoir ses règles le 20 décembre; elles ont manqué complétement. Il y aura lieu de savoir par la suite à quoi ce retard peut être attribué, mais évidemment c'est à une autre cause qu'il faut rapporter les phénomènes qui se sont développés.

Le premier de tous a été une céphalalgie très-vive, occupant les tempes, où elle éprouvait une sensation de pression vive et plus intense après le travail.

A peu près en même temps, elle était prise de constipation. Elle rendait des matières très-dures, marronnées, ayant l'odeur du sulfure de carbone. Des gaz abondants, ayant la même odeur, se développaient dans l'intestin; elle était poursuivie par le goût et l'odeur du sulfure. Il s'y joignait une inappétence marquée, des nausées, des vomissements verdâtres, revenant pendant le jour et pendant la nuit.

Lorsqu'elle marche, elle éprouve constamment des vertiges. Elle s'éveille pendant la nuit d'un sommeil agité et souvent interrompu, et il lui semble que tout tourne autour d'elle. Ce n'est qu'au bout de quelque temps qu'elle reprend l'entière conscience d'elle-même et que cette sensation s'éteint. Ses idées lui semblent vagues et indécises; par moment sa mémoire se trouble, même hors de l'ivresse qui résulte du travail, et elle ne se rappelle plus rien : « Je suis, dit-elle, comme abasourdie. »

Elle est devenue irritable, agacée; elle se fâche sans raison suffisante contre ses enfants.

Sa vue est affaiblie, brouillée, dit-elle. L'ouïe est conservée.

Elle éprouve un sentiment de faiblesse générale et d'abattement. Ses jambes sont affaiblies, fatiguées, sans roideur ; cependant elle se soutient et marche bien encore.

Quand elle se réveille la nuit, ses membres lui semblent lourds, engourdis et n'avoir *plus de sang* ; elle les sent mal. Elle s'asseoit, se remue, et la sensation, la mobilité reparaissent avec des fourmillements.

Elle n'a d'ailleurs pendant la veille ni anesthésie, ni analgésie, ni hypéresthésie.

Elle sent parfaitement les moindres objets qu'elle tient dans ses mains, qui ne sont ni roides ni maladroites. Il faut noter ici que c'est tout à fait par exception, presque par accident qu'elle touche au sulfure ou à la solution.

C'est une personne d'une nature intelligente et simple, une bonne mère de famille et une excellente femme. J'ai pu lui adresser des questions auxquelles elle a répondu franchement et qui ont été d'un grand intérêt.

Chez elle, les désirs sexuels, habituellement normalement développés, sont presque complétement éteints. Le coït ne développe plus que très-longuement un spasme vénérien incomplet, et bien que sa tendresse pour son mari ne soit pas altérée, elle a tellement changé depuis qu'elle travaille au caoutchouc, qu'elle *se passerait d'homme* complétement.

Elle ne sait pas si les autres femmes de l'usine éprouvent les mêmes effets, mais elle n'ignore pas que les hommes se plaignent de faits analogues comme constants.

La respiration n'est pas troublée chez elle ; le pouls, régulier, bat 72 pulsations.

Ces accidents ne me paraissent pas assez anciens ni assez développés, quoique déjà assez intenses, pour exiger un traitement sévère.

Je lui conseille d'abandonner complétement la fabrique, de faire de longues courses en plein air et de prendre quelques bains de vapeur.

Elle vient me consulter de nouveau le 9 mars, conservant une partie des accidents qu'elle m'a signalés. Elle a encore des moments d'absence ou de vague dans les idées, et de faiblesse générale. Elle est rentrée dans la fabrique, mais elle y est employée à d'autres fonctions, et elle n'est plus en contact avec le sulfure de carbone.— Elle m'apprend que le roulement que je proposais, pour ne laisser qu'un temps assez court les ouvriers au contact des vapeurs de sulfure, a été mis en usage. Les ouvriers restent une semaine seulement aux enduits et sortent sans être devenus malades.

Mme B**** est maintenant dans un état de grossesse que je soupçonnais lors de sa première visite ; mais elle est devenue grosse lorsqu'elle n'était pas encore sous l'influence de l'intoxication sulfo-carbonée : ce qui ne permet pas d'élucider la question de fécondation possible chez les femmes malades. — D'ailleurs, depuis qu'elle a quitté les ateliers à sulfure, la sensibilité génitale spéciale revient peu à peu, bien qu'elle ne soit pas encore arrivée à son état normal.

Je conseille à la malade l'usage journalier d'une légère dose de teinture alcoolique de noix vomique.

Observation IX.

Brisch, âgée de trente-six ans, blanchisseuse, est entrée le 21 janvier 1856 au nº 16 de la salle Sainte-Adélaïde, à l'hôpital Necker, pour une tumeur de l'abdomen dont le début remontait à trois ans et demi, et qui avait été ponctionnée l'année précédente. On constate de plus des signes manifestes de tuberculisation pulmonaire.

Ponctionnée dans le milieu de février, elle est prise, au bout de quinze jours, d'un érysipèle auquel elle succombe.

Elle ne présente d'intéressant, quant aux accidents d'intoxication par le sulfure de carbone, que les faits suivants qu'elle raconte.

Elle a été employée comme domestique chez des personnes

qui travaillaient le caoutchouc.—Leur industrie consistait à dissoudre dans le sulfure la gomme anglaise et à s'en servir pour souder les pièces de gomme élastique.

Elle n'a jamais participé à ce travail, et cependant elle a éprouvé des accidents légers d'intoxication : faiblesse générale, nausées, vertiges, sensation de vague dans les idées, auxquels se joignaient, peut-être en raison de son affection pulmonaire, de la toux, de la dyspnée, des suffocations.

Ces symptômes prenaient plus d'intensité lorsqu'on laissait ouverte la porte de l'atelier, dans lequel elle évitait d'entrer. Ils n'acquirent d'ailleurs jamais un caractère grave, et ils s'amendèrent assez rapidement dès que la cause en eut disparu.

Ils suffisent cependant pour établir le danger des ateliers à sulfure, même pour les personnes qui ne le travaillent pas, et l'importance qu'il y a à les éloigner des maisons habitées par les ménages d'ouvriers.

TYP. HENNUYER, RUE DU BOULEVARD, 7. BATIGNOLLES.
Boulevard extérieur de Paris.

www.ingramcontent.com/pod-product-compliance
Ingram Content Group UK Ltd.
Pitfield, Milton Keynes, MK11 3LW, UK
UKHW021056270726
13967UKWH00012B/1955